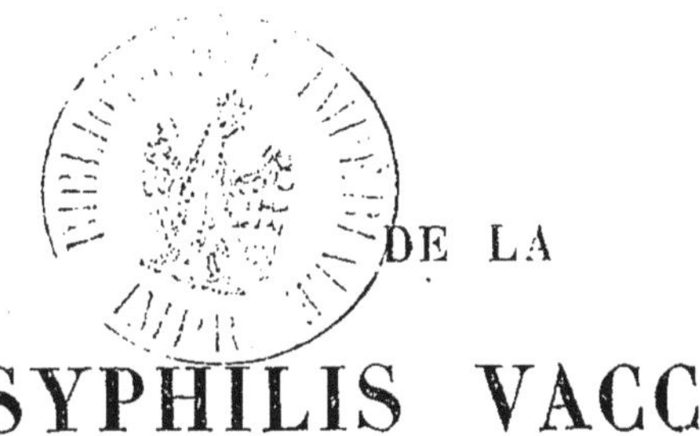

DE LA

SYPHILIS VACCINALE

Paris. — Imprimerie de E. MARTINET, rue Mignon, 2.

LA SYPHILIS VACCINALE

DEVANT

L'ACADÉMIE IMPÉRIALE DE MÉDECINE

PAR

Le Professeur DEPAUL

Membre de cette Académie et Directeur du service de la vaccine, etc.

(DÉCEMBRE 1864, FÉVRIER ET MARS 1865)

PARIS

J.-B. BAILLIÈRE et FILS,

LIBRAIRES DE L'ACADÉMIE IMPÉRIALE DE MÉDECINE,

Rue Hautefeuille, 19.

1865

DE LA
SYPHILIS VACCINALE

I. — PROJET DE RAPPORT à présenter à Son Exc. M. le ministre
de l'agriculture, du commerce et des travaux publics, au
nom de la commission de vaccine de l'Académie impériale
de médecine, par le docteur DEPAUL, directeur de la vaccine.

Séance du 29 novembre 1864.

Monsieur le ministre, quand on remonte au premier temps
de la vaccine, on voit qu'elle a eu le sort des grandes découvertes : vantée à outrance par ses nombreux partisans, elle a
été aussi vivement attaquée par quelques hommes convaincus,
sans doute, mais qui avaient le tort de puiser le plus souvent
les éléments de leur conviction dans des raisonnements spé-
ciaux plutôt que dans les faits. Tandis que les premiers la
présentaient comme une méthode infaillible et à l'abri de
tout danger, les autres lui déniaient non-seulement le pouvoir de prévenir la variole, mais encore son innocuité, et la
rendaient responsable de maux nombreux, dont le résultat
final devait être d'augmenter la mortalité et de concourir à la
dégradation de l'espèce humaine.

Après plus de soixante années d'étude et d'expériences,
alors que les passions ont eu le temps de se calmer, il est
permis de se convaincre qu'il y a eu de grandes exagérations
dans les deux camps, et aujourd'hui que la vaccine a fait ses
preuves et n'a plus besoin d'être défendue, on peut sans
crainte dévoiler ses faiblesses. L'expérience nous a appris à
les connaître, et c'est à elle qu'il nous faut demander les
moyens d'en conjurer les fâcheux résultats. Qui ne reconnaît

aujourd'hui l'utilité des revaccinations? et cependant plusieurs années n'ont-elles pas été nécessaires pour les faire entrer dans la pratique, d'une manière générale? Pourquoi cette résistance de la part des hommes les plus dévoués à la vaccine? C'est que, pour en augmenter le prestige, ils avaient proclamé son inviolabilité et ne voulaient à aucun prix porter atteinte à sa réputation. Aujourd'hui tout le monde est d'accord, une bonne vaccination préserve pour toujours, dans le plus grand nombre des cas; mais il y a quelques exceptions, et cela suffit pour qu'il faille recommencer au bout de quelques années et surtout en temps d'épidémie.

Les adversaires de la vaccine avaient, dès l'origine, déclaré qu'il y avait un grand danger à introduire dans l'économie un virus pris dans l'espèce humaine ou chez les animaux; ils le représentaient mélangé à d'autres espèces délétères, capables d'altérer la constitution et de produire les désordres les plus graves; pour eux il n'était pas douteux qu'on ne pût transmettre les principes scrofuleux, dartreux, syphilitique, etc., et cette croyance leur suffisait pour proscrire à tout jamais la nouvelle méthode.

Ses défenseurs, au contraire, aveuglés par une tendresse paternelle exagérée, ne voulaient rien laisser inscrire au compte de la vaccine; ils proclamaient que les faits qu'on mettait en avant, avaient été mal observés, et qu'on pouvait puiser impunément du vaccin sur un sujet atteint de quelque affection constitutionnelle, sans qu'on s'exposât, en le reportant sur un organisme sain, à inoculer autre chose que la vaccine. Des expériences avaient été faites qui semblaient donner gain de cause à cette manière de voir, et cependant, malgré les oppositions nombreuses qui se sont produites, la vérité a fini par se faire jour, et il faut bien l'avouer aujourd'hui, sans aller trop loin toutefois, comme certains esprits sont portés à le faire, il n'est pas indifférent de prendre son vaccin sur un organisme sain ou sur un organisme contaminé. C'est cette proposition que nous avons le projet de développer, en nous occupant exclusivement de la possibilité de la transmission de la syphilis par la vaccination et des moyens qui peuvent nous faire éviter ce danger. Notre intention est de ne rien taire de ce qui est arrivé à notre connaissance. Nous sommes en toute chose partisan de la vérité et de la vérité tout entière, bien convaincu, d'ailleurs, que la vaccine a beaucoup plus à gagner qu'à perdre en mettant au grand jour des faits que tous les médecins doivent connaître.

Quand on parcourt tout ce qui a été écrit par les détracteurs de la découverte de Jenner, et ils furent nombreux au commencement de ce siècle, il est difficile de ne pas admettre que des faits semblables à ceux qui se sont passés à une époque plus rapprochée de nous ne se fussent déjà produits ; seulement ils manquent de détails suffisants, et, s'ils constituaient les seuls arguments qu'on pût invoquer, il faut bien convenir qu'il serait encore permis de rester dans le doute. Ceci s'applique surtout aux publications des docteurs William Rowley (1), Moseley et R. Squirrel. Il se pourrait bien toutefois que leur *cowpox Gale* ou leur cowpox ulcère pût se rattacher à la syphilis, au moins dans quelques cas.

Voici des faits qui paraissent plus concluants, et qui semblent établir qu'en prenant du vaccin sur un individu atteint de syphilis, on peut en même temps, et dans la même pustule, puiser le principe syphilitique. Je commence par ceux du professeur Gaspard Cerioli, qui sont cités partout et qui ont été publiés pour la première fois par le professeur Barbantini (de Lucques). Pour ne pas trop allonger mon sujet, je me contente d'en donner, comme pour les autres, un résumé succinct mais fidèle.

1° Une petite fille de trois mois (enfant trouvée) fut vaccinée avec du vaccin pris sur un enfant bien portant et qui ne cessa pas de l'être. Des pustules régulières se développèrent et servirent à inoculer 46 enfants. 6 de ces derniers eurent des pustules normales avec lesquelles on inocula 100 autres enfants qui ne présentèrent ultérieurement aucun symptôme de syphilis. Chez presque tous les autres on observa sur les points où les piqûres avaient été faites des

(1) Voy. Depping, *La vaccine combattue dans le pays où elle a pris naissance*, trad. de l'anglais. Paris, 1807.

ulcères recouverts de croûtes permanentes, ou des ulcères indurés. Ces accidents survenaient au moment de la chute des croûtes vaccinales. Plus tard on vit apparaître des ulcères de la bouche et des parties sexuelles, des éruptions croûteuses sur le cuir chevelu, des taches cuivrées, des ophthalmies. Le système glandulaire et le système osseux ne furent pas épargnés.

Ces accidents se communiquèrent aux nourrices et aux mères des enfants.

La commission sanitaire fut officiellement informée. Elle nomma une commission spéciale dont le docteur Cerioli fut le secrétaire, et qui constata la nature syphilitique des accidents présentés par les enfants et les nourrices. Admis à l'hôpital, ils furent traités par le bichlorure de mercure à l'intérieur et les frictions mercurielles. 19 enfants moururent ; les autres se rétablirent plus ou moins vite, en conservant toutefois une grande faiblesse des membres inférieurs. Toutes les femmes infectées furent guéries.

2° En 1860, M. le professeur Cerioli a communiqué à M. le docteur Viennois la nouvelle observation que voici. Elle se trouve déjà signalée dans le mémoire de M. Lepileur :

En 1841, un enfant, P. C..., des environs de Crémone, né de parents syphilitiques, mais n'ayant pas de symptômes apparents au moment de sa vaccination, servit à inoculer 64 individus qui furent contaminés. Le premier phénomène fut une ulcération sur quelques-uns des points inoculés, suivie plus tard de taches de couleur cuivrée sur le corps, avec des ulcérations aux aines, aux parties génitales, à l'anus, à la bouche. La maladie ne fut pas reconnue au début ; ce ne fut que longtemps après que les mercuriaux furent administrés : 54 personnes guérirent, 8 enfants et 2 femmes succombèrent.

3° Dans le courant de l'année 1849, la petite vérole éclata dans la ville de R..., et de nombreuses vaccinations devinrent nécessaires. 10 familles subirent cette opération du 14 au 15 février, et presque tous leurs membres devinrent malades. Après trois ou quatre semaines apparurent simultanément, sur la place des piqûres, des ulcères qui avaient tout à fait les caractères syphilitiques, et quelque temps après survinrent des manifestations secondaires. Les personnes atteintes étaient au nombre de 19 et avaient entre onze et quarante ans. Il était impossible de suspecter la moralité de la plupart d'entre elles. Toutes ces revaccinations avaient été faites par un vétérinaire. Le vaccin avait été pris sur un enfant qui était fort et qui paraissait complétement sain. Cependant une éruption érythémateuse ne tarda pas à se montrer chez lui, à la partie interne du pli inguinal, à la marge de l'anus et au visage. Lorsqu'il fut soumis à l'examen d'un médecin, le 21 février, il offrait toutes les apparences d'une roséole syphilitique. Il mourut six jours après.

On sut depuis que l'éruption vaccinale ne s'était pas faite régulièrement chez lui ; que le huitième jour il n'y avait pas encore trace de boutons. Plusieurs autres enfants vaccinés en même temps que celui-ci ne présentèrent rien d'anormal.

Cette observation se trouve consignée dans un journal de médecine de Berlin (1).

4° Un enfant de six ans avait été jusque-là parfaitement bien portant ; ses parents n'avaient jamais été malades. On le vaccina en Irlande. A la place de la piqûre il se développa une ulcération qui mit beaucoup de temps à guérir ; une éruption générale se déclara ensuite et persista pendant plusieurs mois. Au bout de trois ans, il existait encore sur les bras des taches cuivrées ; un ulcère s'était déclaré au gosier, et l'enfant était en danger de mort (2).

5° Une fille de trois ans, d'une bonne constitution et qui n'avait jamais été malade, fut vaccinée. Les trois piqûres dégénérèrent en ulcères profonds, à base dure, qui restèrent deux mois sans se cicatriser. Trois mois après l'opération, on observait sur le tronc et les membres des croûtes aplaties, à forme herpétique, avec une large auréole érythémateuse de teinte cuivrée. Elles étaient surtout très-nombreuses aux cuisses. Les cicatrices des plaques qui apparurent les premières avaient une couleur cuivrée très-prononcée. L'en-

(1) *Medicinische Zeitung*, avril 1850.
(2) *Medical Times*, 2 août 1858.

fant était en proie à une véritable cachexie syphilitique (1).

6° Le docteur Hübener, médecin sanitaire à Hollfeld (Bavière), vaccina 8 enfants, tous bien portants ainsi que leurs parents. Il prit le vaccin sur l'enfant de la fille Marguerite, âgée de vingt-neuf ans. Au dire des parents des vaccinés, les résultats de cette inoculation n'auraient pas été ceux d'une vaccination ordinaire. Chez la plupart des enfants, les premiers effets ne se seraient manifestés qu'au bout de quinze jours au plus. A la place des piqûres se seraient produites de petites vésicules qui n'auraient pas tardé à se rompre, laissant à leur place de petites ulcérations suppuratives. Celles-ci se seraient peu à peu é endues, les unes en superficie, les autres en profondeur. Quelques enfants néanmoins auraient eu, huit jours après la vaccination, des boutons analogues à ceux de la vaccine; mais ces boutons, au lieu de suivre la marche ordinaire, se seraient transformés plus tard en petits ulcères qui auraient fini par devenir confluents, et dont la guérison n'aurait eu lieu qu'au bout de plusieurs semaines, ou même de plusieurs mois. Trois mois après, la plupart de ces enfants n'offraient plus d'ulcères, mais ils avaient des élevures aplaties ou verruqueuses aux parties génitales. Plus tard des manifestations semblables eurent lieu au pourtour de l'anus, dans le pli interfessier, à la partie interne des cuisses, au bas-ventre. A la même époque apparurent des éruptions suspectes chez les mères et chez les bonnes des enfants vaccinés, rhagades, condylomes à l'anus et aux parties génitales (2).

7° Les deux observations suivantes qui se trouvent, comme les précédentes, rapportées dans l'excellente thèse de M. le docteur Viennois, avaient d'abord été adressées à l'Académie de médecine (3). Elles sont dues à M. Jules Lecocq :

---

(1) *Observation de M. James Whitehead* (*Third Report of the clinical Hospital Manchester*).

(2) *Gazette hebdomadaire*, 1855. — *Annales d'hygiène*, 1864, t. XXI, p. 366.

(3) *Gazette des hôpitaux*, 24 décembre 1859.

En 1858, le 4 mai, un soldat appartenant à un régiment d'infanterie de marine fut revacciné ainsi que plusieurs de ses camarades. Le vaccin, qui fut inoculé par trois piqûres à chaque bras, avait été pris sur de belles pustules vaccinales que portait un autre militaire, qui trois mois auparavant avait eu un chancre induré (je n'ai pas besoin de dire que cet antécédent était complétement ignoré). Au bout de huit jours l'opération paraît avoir échoué; seulement à l'endroit de l'une des piqûres il y a une légère irritation et un point noir entouré d'un cercle rouge assez prononcé avec chaleur et démangeaison. Peu à peu l'inflammation gagne, et bientôt apparaît une ulcération qui s'étend, se creuse et produit alors une vive douleur. Les bords de la plaie sont taillés à pic, elle offre une coloration violacée; du soir au lendemain elle se recouvre d'une croûte brune emprisonnant un pus ichoreux et sanguinolent de mauvaise nature. Sa base s'indure, les ganglions axillaires s'engorgent; en peu de temps elle atteint les dimensions d'une pièce de 2 francs et comprend toute l'épaisseur du derme.

Plus d'un mois fut nécessaire pour obtenir la cicatrisation, et cet ulcère conserva longtemps un mauvais aspect. La plaie était rouge, irrégulière, boursouflée, douloureuse, se recouvrait de croûtes analogues à celles de l'ecthyma et s'excoriait facilement. La santé générale s'altéra, et ce soldat avait à peine repris son service depuis quelques jours, lorsqu'il fut obligé de rentrer à l'infirmerie. Il offrait alors, sur tout le corps, une éruption de prurigo, de lichen et de pustules d'acné. Des bains alcalins et un traitement dépuratif modifièrent heureusement l'éruption, et ce malade put quitter l'infirmerie; mais, quelques jours après, une éruption beaucoup plus caractéristique se montra, et il dut entrer à l'hôpital de la marine le 8 novembre.

Il présentait alors, surtout sur le dos et la face externe des bras, de nombreuses plaques de psoriasis avec une teinte cuivrée caractéristiques des croûtes d'impétigo sur le cuir chevelu, des ganglions cervicaux engorgés et un peu de rougeur au pharynx. Traité par la liqueur de Van Swieten, le bichlorure de mercure et l'iodure de potassium, il put quitter l'hôpital le 24 juin 1859 dans un état très-satisfaisant.

Le même jour (4 mai), un autre soldat, âgé de vingt-cinq
ans et d'une bonne santé, fut revacciné avec le même virus,
par la même personne et avec la même lancette. Au bout de
huit jours, aucune éruption vaccinale n'avait paru, mais une
des piqûres s'était enflammée, puis recouverte d'une croûte
assez épaisse qui cachait une ulcération de mauvaise nature,
à base indurée, tendant continuellement à s'agrandir. Cet
homme ne put reprendre son service qu'au bout d'un mois et
demi; il paraissait alors complétement guéri. Un mois plus
tard, il revint à la visite, accusant un malaise général et offrant des rougeurs sur tout le corps. On reconnut une roséole.
Quelques jours après survinrent des croûtes d'impétigo sur
la tête avec un engorgement des ganglions cervicaux ; les
parties génitales et la face interne des cuisses se couvrirent
de pustules plates caractéristiques. Ce malade affirma n'avoir
jamais eu d'affection syphilitique.

Après un traitement spécifique qui fut longtemps continué,
il sortit de l'hôpital définitivement guéri.

Tout récemment, de nouveaux faits ont été consignés dans
divers recueils périodiques ou communiqués à des Sociétés
savantes. Quoique plusieurs aient reçu des interprétations
fort indifférentes, il nous a paru impossible de ne pas les
faire entrer en ligne de compte, et c'est pour cela qu'il importe que nous les fassions exactement connaître. Ceux qui
se sont passés à Rivalta ont été publiés (1).

Vers la fin de mai 1861, le chirurgien Coggiola vaccina,
avec du virus renfermé dans un tube qui lui avait été envoyé
par le conservateur d'Acqui, un enfant de onze mois qui jouissait d'une parfaite santé et qui avait une constitution robuste.
Dix jours après, le 2 juin, on prit du vaccin dans les pustules
de cet enfant et l'on s'en servit pour inoculer, dans une seule
séance, 46 enfants qui, tous, d'après l'observation, étaient
parfaitement sains.

____

(1) *Gazetta medica italiana* (provinces sardes), 1861, reproduits la
même année dans la *Gazette hebdomadaire de Paris.*

Le 12 du même mois, 17 autres enfants furent vaccinés avec du liquide de l'un des 46 de la première série. Le chiffre des vaccinés s'est donc élevé à 63, et sur ce nombre on dit que 46 ont été plus ou moins infectés de syphilis.

Le premier enfant vacciné avec le virus renfermé dans le tube venant d'Acqui était encore vivant au moment de la publication de l'observation, mais il était dans un état de marasme très-prononcé. Le second, qui a fourni le vaccin aux 17 enfants de la deuxième série, est mort peu de temps après. Nous regrettons vivement, avec tous ceux qui ont commenté ces faits, qu'on n'ait pas donné de détails précis sur ce qui s'est produit dans la santé de ces deux enfants qui ont été le point de départ des malheurs nombreux qu'on a eu à déplorer. Mais cela ne nous paraît pas une raison suffisante pour repousser l'observation tout entière, et pour justifier cette assertion, il nous suffira d'en continuer la narration jusqu'au bout. Disons d'abord ce qui arriva aux autres enfants : 39 sur les 46 de la première série et 7 sur les 17 de la seconde ont présenté des traces d'infection syphilitique.

L'infection s'est manifestée en moyenne le vingtième jour après l'insertion du vaccin ; les limites extrêmes ont été dix jours et deux mois, et voici ce qu'on a vu. Chez quelques enfants, la pustule vaccinale, au moment où elle aurait dû se cicatriser, s'enflammait et s'entourait d'une auréole rouge, livide ou cuivrée ; en même temps elle s'étendait et recommençait à suppurer. Chez d'autres, la cicatrisation était déjà achevée, lorsque apparaissait une ulcération sur la cicatrice. Cette ulcération se recouvrait de croûtes qui se renouvelaient incessamment. Chez un certain nombre, enfin, l'ulcération des boutons de vaccine prenait d'emblée un mauvais aspect et était suivie d'une éruption générale que malheureusement les médecins n'ont pas pu voir.

Au bout de quelques semaines, la population s'émeut, on accuse la vaccine, et le docteur Pouza, qui était en cause, va prendre conseil du Congrès médical réuni en ce moment à Acqui. Celui-ci nomme une commission qui se rend à Rivalta le 7 octobre. Elle procède à une enquête, et son rapporteur, M. le docteur Pachiotti, en publia les résultats (1).

En voici les conclusions. Au 7 octobre, 7 enfants étaient morts sans traitement, parce que la véritable nature de la maladie n'avait pas été reconnue. Depuis on avait institué un traitement spécifique, et il n'y avait pas eu de nouveaux cas de mort. 14 enfants étaient en voie de guérison, mais trois étaient en danger.

Sur les 46 enfants infectés, 23 étaient dispersés dans différentes communes, de sorte que l'examen de la commission n'a porté que sur 23 individus, dont les observations sont annexées au rapport de M. Pachiotti. Il résulte des détails qu'elles renferment que la syphilis s'est révélée par les symptômes suivants : pustules plates, tubercules muqueux à la région anale et sur les organes génitaux, ulcérations spécifiques des lèvres et de la gorge, pléiades ganglionnaires, inguinales et cervicales, syphilides diverses, alopécie, ulcérations secondaires sur le prépuce, tubercules cutanés, tumeurs gommeuses ; chez deux enfants, marasme et cachexie. Quelques-unes des mères qui nourrissaient les enfants infectés ont eu des pustules plates aux mamelles.

10° Dans le courant de l'année scolaire 1861-1862, un fait des plus intéressants s'est passé à la clinique de M. le professeur Trousseau, à l'Hôtel-Dieu. Une jeune femme, âgée de dix-huit ans, entre dans cet hôpital le 6 septembre 1861 pour une affection utérine. Examinée à plusieurs reprises, on s'assure qu'elle ne présente aucun symptôme de syphilis. Elle n'a que quelques granulations sur le col et un peu de catarrhe de cet organe.

Pendant son séjour à l'Hôtel-Dieu, une épidémie de variole ayant éclaté, on la soumit à la revaccination. On se servit de liquide provenant de pustules vaccinales régulières. Quatre autres enfants furent inoculés en même temps, et chez eux tout se passa régulièrement. Ils furent observés pendant vingt jours. Seulement la jeune malade de M. Trousseau avait été inoculée aux deux bras comme d'habitude, mais le résul-

____

(1) *Gazette de l'Association médicale des États sardes*, 20 octobre.

tat fut complétement négatif, ce qui n'étonna pas, puisqu'elle avait déjà été vaccinée dans son enfance. Un mois après sa sortie elle revint à l'Hôtel-Dieu, souffrant beaucoup de son bras gauche, qui offrait à l'endroit des piqûres deux grosses pustules ecthymateuses. On ne s'en inquiéta pas, et l'on crut à l'éruption tardive de pustules vaccinales irritées, sans doute par des frottements. Mais bientôt la scène changea ; on reconnut que les ganglions axillaires étaient engorgés, on vit apparaître une roséole syphilitique, et les médecins les plus compétents déclarèrent qu'elle présentait un type de syphilis : rien n'y manquait. On constata deux tubercules à base large, dure, saillante, à circonférence indolente, et une roséole répandue sur la peau.

11° Dans la séance du 26 août 1863, M. Chassaignac mit sous les yeux de la Société de chirurgie un enfant de deux ans, sevré depuis un an, et qui avait été nourri par sa mère. D'après les renseignements, on ne pouvait invoquer une syphilis héréditaire. Cet enfant avait été vacciné le 27 juin 1863. L'éruption vaccinale suivit une marche régulière ; vers le quinzième jour les croûtes tombèrent ; les cicatrices paraissant définitives et normales, la mère cessa d'observer les bras de son enfant. Quelques jours après, elle découvrit trois ulcérations à la place des cicatrices ; une à gauche, deux à droite. Ces ulcérations ont suppuré, se sont étendues, et elles avaient, le 26 août, l'étendue d'une pièce de 50 centimes. Celles de droite étaient recouvertes d'une croûte épaisse à la périphérie, mince et de formation récente au centre. Elles étaient indolentes et reposaient sur une base dure. L'ulcération du côté gauche était plus enflammée ; son centre était dépourvu de croûte, elle offrait d'ailleurs les mêmes caractères.

A droite, on voyait en outre deux cicatrices normales ; à gauche, il y en avait une pareille, et une autre présentant un soulèvement papuleux récent.

Les ganglions de l'aisselle étaient engorgés des deux côtés. Les ganglions cervicaux étaient aussi légèrement développés. Sous l'oreille droite, il y avait une papule cuivrée recouverte de petites squames grisâtres. Sur la poitrine, l'abdomen et le dos existait une éruption à léger relief, d'une coloration un peu cuivrée, surtout à la partie supérieure de la poitrine. Aucun traitement n'avait encore été fait.

12° Deux faits du même genre ont été récemment communiqués à l'Académie de médecine par MM. Devergie et Hérard ; ils sont consignés dans nos Bulletins (1).

13° Dans la séance du 11 octobre de cette année (2), M. le docteur Viennois, dont les travaux ont si puissamment concouru à éclairer cette question, nous a fait connaître deux nouvelles observations qui sont dues au docteur Adelasio, vice-conservateur du vaccin à Bergame. Elles sont consignées dans un rapport de ce médecin. Je les reproduis textuellement d'après le travail du médecin de Lyon :

Premier fait. — « Le 15 mai 1862, M. Quarenghi vaccina, près de Bergame, 6 enfants avec les pustules vaccinales d'une petite fille qui, au dire des mères, avait une éruption à la peau le jour de la vaccination. 5 enfants sur 6, dont l'âge variait entre quatre et onze mois, eurent aux points vaccinés des ulcères indurés. Des symptômes généraux (roséole, plaques muqueuses) se montrèrent ultérieurement. Chacun de ces enfants servit de contagion dans sa propre famille; c'est ainsi que le premier, âgé de cinq mois, Catherine L..., infecta sa mère et successivement deux autres nourrices qui lui donnèrent accidentellement le sein. Chez les trois femmes, ce fut le même accident, chancre induré du mamelon avec adénite axillaire. Une de ces deux nourrices infecte deux enfants en leur donnant à teter, le sien d'abord et un second enfant qu'elle allaita par hasard (chancre céphalique). Enfin Catherine L..., à l'âge de onze mois, infecte sa sœur âgée de vingt ans. Cette dernière donnait à manger à sa petite sœur avec la cuiller, et cet instrument a servi de mode de propagation.

» Le deuxième vacciné qui a été infecté, est Dominique T..., âgé de cinq mois. Il infecta sa mère (chancre du mamelon).

(1) Devergie, *Bull. de l'Acad.* Paris, 1862-1863, t. XXVIII, p. 664.
— Hérard, *Bull. de l'Acad.* Paris, 1862-1863, t. XXVIII, p. 1189.
(2) *Bull. de l'Acad.* Paris, 1864-1865, t. XXX, p. 20.

Plus tard arrivent les accidents secondaires. Après cette époque, infection du mari ; ulcère au pénis, bubon inguinal.

» Le troisième, Matthieu M..., âgé de huit mois. A l'ulcération du bras succèdent, trois mois après, des plaques muqueuses. Il infecte sa mère : chancre du mamelon ; plus tard, plaques muqueuses du vagin et des grandes lèvres. Après cette époque, chancre du pénis chez le mari, adénite indolente.

» Le quatrième vacciné est une fille de deux mois ; elle infecte sa mère (chancre du mamelon) ; cette dernière infecte le mari (chancre de la verge). Un frère de l'enfant, âgé de quatre ans, faisait manger sa sœur avec sa cuiller ; il est infecté (chancre de la lèvre).

» Le cinquième est Joseph V..., âgé de neuf mois ; il infecte la nourrice (le mari n'eut rien) et le fils de la nourrice par un instrument de ménage. La mère, qui venait d'accoucher, réclame son enfant pour lui donner le sein et faire monter son lait avant que le nouveau-né ait pris. Le mari eut la syphilis à son tour.

» Le sixième enfant est resté indemne. En tout 23 victimes, dont 4 morts.

» Le 23 mai 1862, le neuvième vacciné, Joseph V..., sert à vacciner 9 enfants qui demeurent indemnes. Le 31 mai, un de ces 9 enfants, Charles P..., sert à en vacciner 3 autres qui demeurent également indemnes. »

Deuxième fait. — « Le 21 septembre 1863, la fille d'un médecin de campagne, qui eut quelques jours après une éruption syphilitique générale, servit à vacciner deux enfants (Cornago et Corelli), à Almé, près de Bergame. Les boutons vaccinaux du vaccinifère, dans ce cas-ci comme dans le précédent, sont normaux. Mais les deux vaccinés ont des ulcères aux bras au bout de trente-cinq jours, et vers le milieu de novembre des plaques muqueuses aux fesses, au pourtour de l'anus, etc. Une des mères est devenue syphilitique. M. le docteur Adelasio pense qu'il faut accuser le virus vaccinal et non le sang. »

14° La *Gazette des hôpitaux*, dans son numéro du 22 octobre de cette année, a inséré une nouvelle observation qui lui a été adressée par un de ses correspondants de Béziers. Elle présente des détails curieux qui nous engagent à la consigner ici *in extenso :*

« Le 19 mars 1863, la nommée A. M... vint chez moi avec en enfant de dix mois qui avait été vacciné depuis huit jours, pour me prier de vacciner les enfants de deux amies qui venaient avec elle. Je procédai à l'opération *avec la précaution de ne pas faire saigner les pustules*, qui étaient bien développées et ne présentaient rien d'anormal.

» Au moment de recueillir du vaccin pour faire au second enfant la dernière piqûre, le vaccinifère fit un fort mouvement, et la pointe de la lancette pénétrant plus profondément, une gouttelette de sang vint colorer le virus qui, à mon regret aujourd'hui, fut néanmoins inoculé. Vingt-deux jours après, cette femme me porta cet enfant qui était couvert de boutons. Voici ce que je constatai : les pustules vaccinales s'étaient parfaitement développées et avaient régulièrement parcouru leurs périodes ; il n'y avait d'exception à faire que pour celle qui résultait de la *dernière inoculation, et dont je me rappelais fort bien la position.*

» Ce bouton présentait tous les caractères d'un véritable pseudo-chancre. Il était surmonté d'une croûte parfaitement conoïde d'une couleur sombre et très-luisante. Cette croûte offrait environ 2 centimètres de diamètre, et elle était légèrement ulcérée à la circonférence.

» Autour de ce pseudo-chancre et dans un rayon d'un demi-centimètre, il existait des papules lenticulaires, très-lisses, régulières, d'un rouge pâle et en très-grand nombre.

» Dans l'aisselle du même côté s'observait une glande engorgée, du volume d'une moyenne noisette. Elle était mobile, douloureuse au toucher ; quarante-neuf jours après, le pseudo-chancre était ulcéré et présentait une induration considérable. Le corps de l'enfant était couvert d'une roséole syphilitique et de plaques aux parties génitales qui ne laissaient plus de doutes sur la nature de l'infection.

» Afin de me rendre compte de la nature de cette maladie,

je me transportai chez l'enfant qui m'avait fourni le vaccin : il était fort beau en apparence, et ses pustules vaccinales étaient parfaitement guéries. L'inspection de son corps me laissa voir de nombreuses taches de syphilides papuleuses. Les ganglions cervicaux étaient fortement engorgés, et il existait quelques boutons aux parties génitales et à l'anus, d'une nature plus que douteuse.

» Le père de cet enfant m'apprit qu'étant soldat il avait eu un chancre induré, pour lequel il avait été traité trente-cinq jours à l'hôpital de Tours. Il était loin d'être guéri et présentait de nombreuses traces de syphilis constitutionnelle, telles que croûtes au cuir chevelu, engorgement des ganglions cervicaux postérieurs, taches de syphilides et plaques à l'anus.

» Je dois dire, en terminant, que l'autre enfant vacciné avec le même virus et dans la même séance n'a absolument rien eu. »

Nous pourrions ajouter d'autres faits à ceux que nous venons de faire connaître. Mais cette liste est déjà bien longue et plus que suffisante pour mériter une sérieuse attention. On remarquera d'ailleurs que nous n'avons voulu nous occuper que des cas destinés à démontrer l'infection syphilitique produite par la vaccination ; mais à côté de ceux-là il en est d'autres qui ont aussi un grand intérêt, et qui ont permis d'étudier l'influence de la vaccination sur la syphilis, qui existait déjà à l'état latent dans l'organisme. Ce sont là, on le comprend, deux questions parfaitement distinctes. Nous dirons ici peu de chose de la seconde. Tous les praticiens savent qu'alors même que la constitution est bonne, l'inoculation du vaccin produit un mouvement général qui se traduit quelquefois par des éruptions de formes variées et qui se généralisent ; elles sont passagères et sans importance pour les enfants parfaitement sains. Elles peuvent être l'expression d'une diathèse jusque-là sans manifestations, quand il s'agit d'individus contaminés par voie héréditaire, par exemple. Le docteur Friedenger a publié le résultat de ses observations sur trois nouveau-nés syphilitiques vaccinés par lui ;

de son côté M. le docteur Viennois a fait connaître un cas de ce genre très-instructif, et il fait remarquer que beaucoup de praticiens en ont vu de semblables. Or, de tout cela il résulte que quand on vaccine un individu en puissance de syphilis, il est très-possible qu'on fasse se développer chez lui, non pas un accident local au point d'inoculation, mais des symptômes de syphilis constitutionnelle et des éruptions générales en particulier. C'est ce que nous avons eu occasion de voir nous-mêmes un certain nombre de fois. Personne n'ignore que ce résultat n'est pas propre à la vaccine, et que toutes les fièvres éruptives peuvent exercer la même influence.

Revenons donc à la première question qui fait seule l'objet de ce travail, c'est-à-dire à la syphilis transmise au moment de l'inoculation vaccinale ; cherchons comment il se fait que de nombreux praticiens aient nié pendant si longtemps la possibilité d'un pareil résultat. Plusieurs causes doivent être invoquées. Nous avons déjà parlé de la disposition des esprits dans les premiers temps de la découverte de Jenner ; il n'était pas permis de supposer que l'inoculation du vaccin pût avoir des inconvénients. Plus tard quelques doctrines erronées de Hunter, relatives à la transmission de la syphilis, furent propagées parmi nous et devinrent des articles de foi pour de nombreuses générations médicales. Le prestige de l'école qui se donna pour mission de les populariser fut si grand, elles paraissaient reposer sur des convictions si profondes, qu'elles finirent par passer dans la science et devinrent même la base des décisions des tribunaux. Il se rencontra bien à toutes les époques quelques hommes qui ne se départirent pas des enseignements de la saine observation, et qui protestèrent au nom de l'expérience chaque fois qu'ils en trouvèrent l'occasion ; mais leurs voix se perdirent longtemps dans la foule, et pendant plus de vingt ans la vérité fut constamment repoussée, au nom de principes réputés immuables.

On comprend qu'il doit en être pour la syphilis vaccinale comme pour la syphilis ordinaire. Le chancre seul étant réputé inoculable, était-il possible d'admettre qu'on pût puiser le virus syphilitique dans une pustule vaccinale? Que d'efforts pour atténuer la signification de certains faits qui étaient publiés de temps en temps! Cependant le temps vint où il fallut se rendre à l'évidence : disciples et maître donnèrent l'exemple, et quoiqu'un peu tardive, cette réparation fut accueillie avec joie par tous les savants et donna une nouvelle force aux doctrines qui avaient été si longtemps repoussées.

Disons toutefois que, pour quelques-uns, la conversion ne paraît pas avoir été absolue, et, pour s'en convaincre, il suffit de se reporter aux réflexions que suggéra l'observation de M. Trousseau, que nous avons rapportée plus haut.

La nature syphilitique des accidents que portait la jeune femme fut proclamée. Mais quelle en avait été la véritable source? Sur ce point on s'efforça de jeter du doute dans les esprits, et si un instant on avait pu croire tout le monde d'accord, on ne tarda pas à s'apercevoir qu'il n'en était pas ainsi.

On soutint que la plaque muqueuse, c'est-à-dire l'accident le plus voisin du chancre, avait seule été inoculée jusqu'alors. Quant aux autres manifestations secondaires, on ne parut pas les en croire susceptibles; mais, en ce qui concerne le sang, on se prononça d'une manière absolue. Ni les expériences directes de Waller ni celles de l'anonyme du Palatinat, ni celles de M. Gibert, de Pellizzari et de plusieurs autres n'ont pu convaincre certains esprits. Comment dès lors les trouverait-on disposés à reconnaître les faits de syphilis vaccinale?

Voici, par exemple, ce qu'on dit à propos de la malade de l'Hôtel-Dieu. L'observation n'est pas entourée de toutes les garanties suffisantes, parce que, chez l'enfant qui a fourni du vaccin, les pustules s'étaient développées régulièrement; parce que, avec le même liquide, on a inoculé quatre autres individus qui n'ont pas été infectés; parce que la jeune femme syphilitique a quitté l'hôpital pendant un mois, et que, n'ayant pas été observée pendant ce temps, il n'est pas impossible qu'elle ait contracté la vérole hors de l'Hôtel-Dieu. A cette occasion on invoque les erreurs qui ont été plusieurs fois commises sur l'origine

2

réelle du virus syphilitique, et l'on semble trouver tout naturel que le hasard le plus extraordinaire ait pu conduire sur la face externe et supérieure des bras, juste aux points d'inoculation qui étaient cicatrisés, du virus syphilitique puisé à sa source ordinaire. Une semblable hypothèse n'est pas de nature à faire perdre au fait de l'Hôtel-Dieu sa véritable signification. Les observations de Cerioli, les faits de Rivolta, ceux de M. Lecocq et beaucoup d'autres doivent l'éclairer d'une vive lumière; et à cette question : la vaccine peut-elle transmettre la syphilis? on ne doit plus se contenter de répondre par un *immense point d'interrogation*, et laisser simplement à l'observation ultérieure le soin de décider.

Malgré toute l'autorité qui appartient à certaines opinions, il est temps de le dire, l'expérience est assez complète, et au lieu de ce doute qu'on aimerait à proclamer, il faut savoir accepter la vérité quelque triste qu'elle soit; il est temps de placer à côté des faits déjà trop nombreux que possède la science un signal fortement accentué qui éveille l'attention de tous et qui nous fasse trouver le moyen d'éviter de nouveaux malheurs.

Il ne faut pas oublier, en outre, que pour juger sainement une question de ce genre, il ne suffit pas de prendre les observations une à une, de les analyser séparément dans leurs plus petits détails et de les repousser absolument parce qu'elles laissent quelque chose à désirer. Il convient au contraire de les rapprocher les unes des autres et de savoir trouver dans ce rapprochement leur complément réciproque. Si l'on veut bien procéder de la sorte pour les faits que nous avons rapportés, nous avons la ferme conviction que, pour tout esprit non prévenu, il sera évident qu'on peut transmettre la syphilis par la vaccination.

Ce qui frappe tout d'abord quand on se place à ce point de vue, c'est l'identité du premier accident dans les cas de syphilis vaccinale. Qu'a-t-on vu en effet? toujours à l'un ou à plusieurs des points de l'inoculation le développement d'un chancre spécifique avec tous ses caractères; puis l'apparition successive des autres phénomènes plus tardifs de la vérole.

Dira-t-on que cela ne démontre pas que la maladie ait été inoculée par l'opération vaccinale, et que les individus observés en avaient déjà acquis le germe par d'autres voies? A cela il y a une réponse concluante, et c'est le chancre induré constamment observé sur les bras qui se charge de la donner. Il est toujours là comme un témoin irrécusable qui atteste l'inoculation en ce point. On connaît d'ailleurs l'action que peut exercer le vaccin pur introduit dans une économie déjà contaminée par le virus syphilitique. La syphilis, demeurée jusque-là à l'état latent, peut bien se réveiller, mais elle témoigne toujours de sa présence par des manifestations d'un autre ordre.

On objecte encore que, dans certains des faits publiés, il y a une lacune capitale, puisque l'état syphilitique des enfants qui ont fourni le vaccin n'a pas été constaté, soit parce qu'ils ne présentaient aucune trace extérieure de la maladie, soit parce qu'on n'avait pas pu les observer. Mais on oublie qu'il n'en a pas été ainsi dans tous les cas, et que dans plusieurs l'état syphilitique du vaccinifère a été très-positivement noté. Il suffit de rappeler le militaire dont a parlé M. Lecocq, et qui, trois mois avant qu'on prît du vaccin sur lui, avait eu à la verge un chancre induré. D'ailleurs, cette constatation n'a pas l'importance qu'on se plaît à lui donner. Dans la pratique ordinaire, quand un homme se présente avec un chancre induré, quand quelque temps après on voit se dérouler chez lui les autres symptômes de l'infection syphilitique, est-il donc absolument nécessaire de remonter à l'origine pour reconnaître la syphilis? L'observation serait plus complète, mais elle ne serait pas plus concluante.

Ce qui étonne quelques esprits difficiles, c'est qu'avec du vaccin pris sur le même individu et dans la même séance, on inocule la syphilis à quelques-uns et que d'autres restent indemnes! Mais n'est-ce pas là ce qu'on observe dans les inoculations de toute sorte? Croit-on faire une objection bien sérieuse en disant que si le liquide était pris sur un chancre au lieu de l'être sur une pustule vaccinale, on arriverait à des résultats plus constants? La seule conclusion qu'on puisse tirer de ces faits, c'est que le virus pris sur l'accident primitif s'inocule plus facilement que celui qui se mêle au sang ou au liquide vaccinal.

Enfin, on ajoute que des expériences directes ont été faites et qu'elles sont restées sans résultat ; celles de M. Bidart sont consignées dans le *Journal de médecine et de chirurgie pratiques*, t. II. Le *Journal de médecine de Lyon* relate que, dès 1848, M. Montain a soutenu, devant la Société de médecine, avoir vu trente enfants inoculés avec du liquide vaccinal pris sur un sujet syphilitique, et chacun d'eux ne présenter ensuite d'autre maladie que l'éruption vaccinale.

MM. Schreier et Taupin ont pu recueillir des observations analogues. Mais en quoi ces faits négatifs peuvent-ils infirmer les faits malheureusement trop positifs précédemment relatés ? Ils peuvent s'expliquer de plusieurs manières, et pour M. Viennois ils sont un nouvel argument en faveur de la théorie qu'il invoque.

S'il est vrai, comme il nous paraît difficile de le contester, qu'on soit exposé à transmettre la syphilis par la vaccination, sait-on avec la même certitude quel est l'agent de cette transmission ? Est-ce le sang ? Est-ce le liquide vaccinal ? L'école de Lyon, qui a fait faire depuis quelques années de si grands progrès à diverses questions se rattachant à la syphilis, proclame que le premier de ces liquides renferme seul le virus syphilitique et qu'on peut impunément prendre du vaccin sur un individu contaminé pourvu qu'on ne le mêle pas avec du sang. Plusieurs faits ont été publiés par M. Viennois qui viennent à l'appui de cette manière de voir. Il en est de même de celui que j'ai emprunté à la *Gazette des hôpitaux* (22 octobre 1864). On serait heureux de pouvoir se rattacher à cette opinion d'une manière absolue, car si elle était fondée, il dépendrait toujours de nous de faire disparaître le danger. Malheureusement l'expérience ne nous paraît pas avoir dit son dernier mot sur ce point capital, et il faut bien convenir que, théoriquement, il est difficile de comprendre une distinction aussi radicale. Nous ne saisissons pas bien ce qu'a voulu dire M. Viennois quand il nous représente le vaccin renfermé dans ce qu'il appelle la *poche vaccinale.* On rencontre bien une certaine quantité de ce liquide dans l'épaisseur de la pustule, mais ce n'est que la minime partie de celui qu'on peut y puiser dans une séance de vaccination. Voici en effet ce qu'on observe. Quand, avec la lame d'une lancette horizontalement conduite, on a entamé en plusieurs points l'épiderme épaissi, on voit apparaître, au bout de quelques instants, une ou plusieurs gouttelettes d'un liquide transparent et incolore, quelquefois légèrement citrin. Généralement on peut puiser à cette source pendant un temps assez long pour acquérir la certitude qu'il n'était pas renfermé en totalité dans l'épaisseur de la pustule vaccinale ; mais on fait souvent une expérience qui le démontre sans réplique. Il suffit d'enlever toute l'enveloppe extérieure, de mettre le derme à nu et de l'essuyer complétement avec un linge. Au bout de quelques instants on voit sourdre un nouveau liquide qui a les mêmes apparences que le premier, qui produit les mêmes résultats et qui est évidemment fourni par les capillaires du derme dénudé. Il est souvent assez abondant pour qu'on puisse en remplir deux ou trois tubes. Plus d'une fois nous avons trouvé ainsi sur la même pustule vaccinale de quoi inoculer plus de cent enfants. Ce qui prouve bien encore que ce liquide, appelé virus vaccin, est loin d'être étranger à certains éléments du sang et au sérum en particulier, c'est que, quand on le recueille sur un très-jeune enfant encore atteint de l'ictère des nouveau-nés, il offre une couleur jaune, quelquefois très-marquée, sans que cela paraisse diminuer ses propriétés.

Quand on réfléchit à tout cela, n'est-on pas conduit à se demander en quoi le mélange de quelques globules sanguins peut changer les qualités fondamentales du liquide et lui donner la propriété de communiquer la syphilis? La théorie, il faut en convenir, est séduisante ; elle s'appuie sur quelques faits qui doivent fixer l'attention ; mais il ne nous semble pas qu'elle soit encore assise sur des bases assez solides pour qu'on puisse l'adopter sans faire des réserves ; il faudra certainement en tenir compte dans la pratique, mais jusqu'à nouvel ordre il ne nous paraît pas permis de se croire dans une sécurité complète parce qu'on a évité de faire couler du sang en recueillant le vaccin.

Que faut-il donc faire pour ne plus voir se reproduire les accidents qui ont si justement ému les médecins dans ces dernières années? Je ne suppose pas qu'il puisse venir à l'esprit de personne qu'il faille renoncer aux immenses bienfaits de la vaccine. C'est sur des millions d'individus que le vaccin a été inoculé jusqu'à ce jour avec avantage, et quoiqu'elle se soit déjà trop souvent répétée, la syphilis vaccinale ne constitue en somme qu'une bien rare exception. Où en serions-nous en thérapeutique médicale ou chirurgicale s'il fallait repousser un médicament ou un procédé opératoire parce qu'il ne réussit pas toujours et qu'il peut, dans quelques cas exceptionnels, devenir nuisible! La perfection est une chimère après laquelle il ne faut pas trop courir, et comme toujours, entre deux maux il faut savoir choisir le moindre. C'est à diminuer encore les quelques inconvénients d'une méthode si utile qu'il faut surtout s'attacher, et l'on peut facilement y parvenir en entourant la vaccination de toutes les précautions dont on a le tort de se départir trop souvent en se fiant aveuglément à des doctrines syphilitiques ou vaccinales dont le temps a fait justice.

Le point capital est de ne puiser le vaccin qu'à des sources pures, et cela n'est pas aussi difficile qu'on s'est plu à le dire. Généralement c'est sur de jeunes enfants qu'on le recueille, c'est-à-dire à une époque de la vie où, quand la syphilis existe, elle a été transmise le plus habituellement par hérédité. Or, dans cette supposition, quelle est l'époque d'apparition des manifestations extérieures de la syphilis? De l'aveu même de ceux qui pensent qu'elles existent rarement au moment de la naissance, il résulte qu'elles sont promptes à se produire quand le fœtus a quitté le sein maternel. M. Diday, par exemple, qui a donné à ce sujet un tableau fondé sur 158 cas, est arrivé aux résultats suivants :

Le mal s'est déclaré :

Avant un mois révolu depuis la naissance.. 86 fois.
— deux mois........................ 45
— trois mois........................ 15
A quatre mois 7
A cinq mois........................... 1
A six mois............................ 1
A huit mois........................... 1
A un an............................... 1
A deux ans............................ 1

En ne s'arrêtant qu'au premier chiffre, 86 sur 158 avant la fin du premier mois, n'est-on pas forcé de convenir combien est hâtive la tendance à cette manifestation ? Mais il ne faut pas oublier que d'autres observateurs, placés dans des conditions favorables pour voir des cas de ce genre, assurent que c'est surtout au moment de la naissance que les enfants syphilitiques portent des traces extérieures de leur affection. L'un d'eux n'affirmait-il pas récemment, au sein de l'Académie, qu'il avait vu plus de 100 faits de ce genre.

Il est bien rare, si ce n'est en temps d'épidémie et dans les hôpitaux, qu'on vaccine les enfants avant cinq à six semaines ; et par cela même, le danger déjà peu grand de la syphilis vaccinale se trouve encore de beaucoup diminué. Dans tous les cas, comme sur une pareille question on ne saurait s'entourer de trop de précautions, il est bien facile de s'imposer pour règle générale de ne recueillir du vaccin que sur des enfants qui auraient dépassé le deuxième ou le troisième mois.

Il faudra en outre les examiner des pieds à la tête, éloigner tous ceux qui auront quelque éruption suspecte, ne s'adresser qu'à ceux qui sont gros et frais, et avoir autant que possible des renseignements précis sur les antécédents des parents; si l'on ne s'écarte pas de ces règles, on peut marcher hardiment et continuer comme par le passé les vaccinations de bras à bras. Si l'on n'a pas la certitude absolue d'avoir écarté tout danger, on pourra du moins se rendre le témoignage qu'on a rempli son devoir aussi bien que possible dans l'état actuel de la science.

L'Académie peut, sous ce rapport, invoquer son expérience

qui est une des plus vastes. Elle procure les bienfaits de la vaccine à deux ou trois mille individus chaque année; et jusqu'à ce jour, elle n'a pas eu à constater un seul cas de syphilis vaccinale parti de chez elle.

Quoiqu'il ne paraisse pas absolument démontré que le sang soit le seul agent de la transmission syphilitique, il faut éviter de le faire couler en ouvrant la pustule vaccinale, et si l'on n'a pas réussi, il sera bien d'essuyer avec un linge et d'attendre qu'une nouvelle gouttelette à peu près incolore apparaisse à la surface du bouton. Si l'on ne pouvait faire disparaître la partie colorante du sang, mieux vaudrait abandonner cette pustule et s'adresser à une autre.

Rien n'est à dédaigner sur un sujet aussi important; l'expérience a démontré que l'inoculation avec l'aiguille donne, au point de vue de la vaccine, des résultats aussi satisfaisants que l'inoculation avec la lancette ou par d'autres méthodes généralement abandonnées ; or, avec le premier de ces instruments, qui est à peu près le seul dont on se serve à l'Académie depuis plus de huit années, on introduit une beaucoup moins grande quantité de liquide et l'on diminue d'autant les chances de l'infection syphilitique. Peut-être serait-il bien de généraliser ce mode opératoire, qui a d'ailleurs plusieurs autres avantages.

D'un autre côté, si l'aiguille fait pénétrer moins de vaccin, elle fait aussi couler moins de sang sur l'individu vacciné, et si par malheur celui-ci était syphilitique, il y aurait beaucoup moins à craindre de retirer l'instrument chargé de ce liquide et d'inoculer à d'autres enfants qui seraient vaccinés dans la même séance, le principe syphilitique puisé à cette source.

Vivement impressionnés par le récit des faits malheureux qui ont été publiés dans ces dernières années, quelques médecins ont proposé de renoncer à l'inoculation de bras à bras et de ne se servir que de virus conservé dans des tubes. Il est difficile d'admettre qu'on trouvât là une ressource bien efficace, tout dépendrait du liquide ainsi mis en réserve ; et si l'on avait négligé les précautions dont nous avons parlé à propos des enfants sur lesquels on puise le virus vaccin, les résultats ne seraient probablement pas modifiés : le virus syphilitique se conserve aussi et peut être transporté dans des tubes.

M. le docteur Viennois, qui est disposé à accorder quelque valeur à cette réforme, ne la croit pas cependant suffisante, et il en propose une beaucoup plus radicale. Revenons, dit-il, au cowpox. Il voudrait que l'industrie privée s'emparât de cette idée; que des génisses fussent inoculées toute l'année, de manière à fournir en tout temps un liquide vaccinal efficace et sans danger. Notre confrère fait remarquer qu'il n'a pas la prétention d'indiquer une chose nouvelle; il sait que cette coutume existe à Naples depuis cinquante ans, parmi les gens de la classe aisée, et il voudrait la voir se généraliser chez nous. Nous pouvons ajouter qu'un médecin de Paris, mort depuis quelques années, mû par d'autres motifs que la crainte de la syphilis, était entré dans cette voie, et pendant longtemps on a pu voir à certaines époques l'annonce de vaccinations faites avec du vaccin pris sur la génisse. Cette tentative n'eut pas grand succès, et elle resta concentrée dans la pratique du docteur James.

Elle semble devoir se renouveler de nos jours, car elle a séduit deux jeunes médecins qui paraissent animés des meilleures intentions, et l'un d'eux est récemment parti pour Naples, dans le but d'y étudier sur place une institution que l'on dit y rendre des services depuis longues années.

En se plaçant à un point de vue purement scientifique, s'il était démontré que l'espèce bovine est absolument réfractaire à l'action du virus syphilitique, et qu'elle n'est pas d'ailleurs sujette à d'autres maladies capables de se transmettre par inoculation, il serait difficile de ne pas voir dans cette idée un véritable progrès, qui ferait cesser des inquiétudes légitimes en rendant à la vaccination toute sa sécurité; mais il ne faut pas se dissimuler qu'elle rencontrera de bien grandes difficultés pour sa mise en pratique. Ce qui pourra être fait pour les grands centres de population, ne saurait l'être pour les petites villes et les campagnes; attendons toutefois le résultat des études qui vont être entreprises et sachons les encourager, en nous souvenant que nous vivons à une époque et dans un pays où rien de ce qui est véritablement utile n'est impossible.

L'Académie termine ici, monsieur le ministre, ce qu'elle avait à vous dire sur cette importante question de la syphilis vaccinale; mais elle ne voudrait pas qu'on pût induire de ses paroles et des faits malheureux qu'elle a dû porter à votre connaissance, que la vaccine a cessé d'être à ses yeux une des plus grandes découvertes dont se soit enrichie la médecine : elle est plus que jamais convaincue qu'il faut encourager la propagation de cette bienfaisante méthode, et elle aura atteint son but si, en dissipant quelques illusions, elle a fait comprendre à tous les médecins qu'il convient de l'entourer des plus minutieuses précautions.

COMMUNICATION DE M. DEPAUL.

Séance du 17 janvier 1865.

Messieurs, je demande la permission de profiter des quelques instants dont peut encore disposer l'Académie pour répondre immédiatement à M. Blot, me réservant de compléter ce que j'ai à lui dire dans une prochaine séance, en même temps que j'examinerai l'argumentation de M. Ricord.

Le discours de M. Blot m'a causé une certaine surprise, et je n'y ai pas trouvé ces allures nettes qui caractérisent son esprit. Dès le début et après ses premiers développements, tout le monde a pu croire qu'il venait s'inscrire contre la réalité de la syphilis vaccinale. Mais il n'en était rien, car un peu plus tard il a répété par trois fois qu'il admettait le fait comme démontré. Je comprends difficilement, dès lors, comment, refusant d'entrer dans l'examen des observations, il a déclaré qu'il tenait pour valables toutes les critiques qu'elles avaient suggérées à M. Ricord. Cela me prouve qu'il n'est pas difficile, ainsi que j'espère le démontrer plus tard.

Pour le moment, je me contente de prendre acte de son aveu. Il croit à la transmission de la syphilis par la vaccination, et je ne lui en demande pas davantage. Il a adhéré au

fait capital qui domine toute cette discussion. Tandis que je
me déclare encore incomplétement édifié sur la question de
savoir si c'est le sang ou le liquide incolore et transparent
qu'on peut puiser dans un bouton vaccinal qui jouit du fatal
privilége de transmettre la syphilis, lui, admet sans réserve
que c'est le premier de ces liquides à l'exclusion du second.
Pour cela il se fonde sur quelques faits dont j'ai parlé, et il
adopte l'opinion de M. Viennois.

Cette question, malgré son importance, que je n'ai pas méconnue, occupe un rang secondaire dans le débat. Ce qui intéresse avant tout la santé publique, la sécurité des familles
et même la responsabilité des médecins, c'est de savoir, oui
ou non, si en inoculant un enfant sain avec du liquide vaccinal pris sur un enfant vérolé, on peut le contaminer. Eh bien,
je suis convaincu que cela ne peut être mis en doute, et
M. Blot lui-même ne le conteste pas.

Voilà pourquoi, en ma qualité de médecin, comme membre
de cette Académie et surtout comme le directeur officiel du
service de la vaccine, j'ai cru accomplir un devoir impérieux
en venant mettre à l'ordre du jour de nos discussions la question de la syphilis vaccinale, question grave sans aucun doute,
mais dont l'actualité devient de plus en plus évidente. Depuis
le procès du docteur Hubner, depuis les faits de Rivalta surtout, il n'est pas de médecin qui ne se préoccupe et qui
n'éprouve quelques scrupules quand il est appelé à pratiquer
la vaccination. Il faut donc que la lumière se fasse pour tous!
Il faut que les équivoques se dissipent et que les doutes dis-
paraissent! Il faut qu'on sache en définitive à quoi s'en tenir,
et c'est pour l'Académie un devoir de faire connaître son jugement dans une affaire de cette importance. Quant à moi, sur
qui pèse une si grande responsabilité, puisque je vaccine de
3 à 4000 enfants chaque année et que je fournis du vaccin
à tous les médecins de Paris et des départements, je ne pouvais garder le silence en présence des cas malheureux qui se
sont reproduits depuis quelques années. Voilà les seuls motifs qui ont inspiré mon rapport, et nullement, comme on l'a
dit et comme M. Blot s'est plu à le répéter, les suggestions

d'un « malin esprit ». Qu'on n'invoque donc plus de mesquines rivalités de doctrine ou de personnes.

Il se pourrait bien que je prouvasse, en passant, que certaine école syphiliographique a fait son temps. Mais si l'étude de la syphilis vaccinale vient lui donner le dernier coup, je déclare que ce ne sera pas là le principal but de mes efforts, je ne le ferai en quelque sorte que contraint par la logique même des faits.

Mais, M. Blot, qui n'a rien eu à ajouter à la critique faite par M. Ricord de quelques-uns des faits cités par moi, et qui cependant conclut tout différemment que notre collègue, s'est surtout attaqué aux moyens prophylactiques que j'ai cru devoir conseiller. Mais, ici encore, il n'a rien ajouté de nouveau à ce qui avait déjà été objecté, et son intervention se borne à l'assentiment qu'il a accordé aux observations déjà présentées par M. Ricord. Seulement M. Blot, qui regrette que je n'aie pas tenu compte des conseils qu'il avait bien voulu me donner dans la commission de vaccine, a oublié que je l'avais prié à mon tour de me lire avec plus de soin qu'il ne m'avait écouté, et surtout de ne pas me faire parler autrement que je l'avais fait. Je suis fâché que ma recommandation n'ait pas été écoutée. S'il en eût été autrement, il ne m'aurait pas fait dire que rien n'était *facile* comme de *prévenir* la syphilis vaccinale.

En effet, après avoir déclaré que je ne pensais pas qu'il pût venir à l'esprit de personne de renoncer aux immenses bienfaits de la vaccine, j'ajoutais : « Où en serions-nous en thérapeutique médicale ou chirurgicale s'il fallait repousser un médicament ou un procédé opératoire parce qu'ils ne réussissent pas toujours et qu'ils peuvent, dans quelques cas, devenir nuisibles. La perfection est une chimère après laquelle il ne faut pas trop courir, et comme toujours, entre deux maux il faut savoir choisir le moindre. C'est à *diminuer* encore les inconvénients d'une méthode si utile qu'il faut surtout s'attacher, et on peut facilement y parvenir en entourant la vaccination de toutes les précautions dont on a eu le tort de se départir trop souvent en se fiant aveuglément à des doctrines syphilitiques ou vaccinales dont le temps a fait justice. »

Il est donc bien démontré que l'assertion de M. Blot est l'œuvre de son imagination, et que la réfutation qu'il en a faite s'adresse à lui-même et non à moi. J'ai l'habitude de mieux peser les paroles dont je me sers et de les mieux mettre en harmonie avec ma pensée. J'ai voulu dire et j'ai dit qu'avec les précautions que je recommandais, on pourrait non pas faire *disparaître à tout jamais* la syphilis vaccinale, mais en diminuer les cas déjà rares.

Malgré les dénégations de M. Ricord, reproduites par M. Blot, je maintiens que rien n'est à négliger dans une question aussi grave, et l'aiguille me paraît avoir des avantages réels sur la lancette ; mais ici encore il me faut pas me prêter des opinions que je n'ai pas exprimées. Voici mes paroles : « Avec le premier de ces instruments (l'aiguille) on *introduit* une moins grande quantité de *liquide*, et l'on diminue d'autant les chances de l'infection syphilitique... D'un autre côté, si l'aiguille fait pénétrer moins de vaccin, elle fait aussi couler moins de sang sur l'individu vacciné, et si par malheur celui-ci était syphilitique, il y aurait moins à craindre de retirer l'instrument chargé de ce liquide et d'inoculer à d'autres enfants qui seraient vaccinés dans la même séance le principe syphilitique puisé à cette source. »

Comment, après m'être expliqué d'une manière si claire, M. Blot persiste-t-il à me reprocher d'avoir confondu la *quantité* d'un virus avec sa *qualité*. Ceci me donne le droit de faire remarquer qu'il ne distingue pas l'*inoculation* d'un virus de son *absorption*. Cela étant, je comprends que nous ne puissions pas nous entendre. Mais, pour peu qu'il veuille y réfléchir, il sera forcé d'admettre que la lancette entamant la peau dans une étendue 5 à 6 fois plus grande donnera 5 à 6 chances de plus à l'*absorption* du virus. Je ne me suis nullement occupé de la *quantité* de virus qui devait être *absorbée* pour que l'*infection* eût lieu ; à cet égard, il est probable que l'ignorance de M. Blot est aussi grande que la mienne ; tout ce que nous savons, c'est qu'il en faut très-peu, mais encore en faut-il une certaine quantité.

Quoi qu'il en soit, je pense qu'il est prudent de ne prendre au bout de l'instrument que le *moins possible* du liquide que fournit une pustule vaccinale et qui contient peut-être du virus syphilitique; or, sous ce rapport, l'aiguille a une supériorité marquée sur la lancette.

M. Blot m'a demandé sur quoi je me fondais pour dire qu'il n'était pas permis de se croire dans une sécurité complète parce qu'en recueillant du vaccin on avait évité de faire couler du sang. Cela ne signifie pas, comme il l'a prétendu, qu'avec du *virus vaccin parfaitement pur* on pouvait inoculer la syphilis : ce serait là une naïveté par trop grande dont je ne me suis pas rendu coupable. Pour s'en convaincre, il suffisait de me lire et de ne pas me dénaturer. S'il est vrai, disais-je, qu'on soit exposé à transmettre la syphilis par la *vaccination*, sait-on avec la même certitude quel est l'agent de cette transmission? est-ce le sang? est-ce le liquide vaccinal? Puis, après avoir rappelé les faits qui viennent à l'appui de l'opinion de M. Viennois, j'ajoutai qu'on serait heureux de pouvoir s'y rattacher, mais que malheureusement l'expérience n'avait pas encore dit son dernier mot sur ce point capital. De quoi se compose d'ailleurs le liquide vaccinal? Évidemment de sérum contenant le virus vaccin. Or ce sérum, c'est le sang, en définitive, et comme je l'ai dit dans mon rapport, on ne comprend pas pourquoi le mélange de quelques globules qui ne sont pas la partie absorbable serait indispensable pour la transmission de la syphilis.

Toutefois je n'ai pas exprimé d'opinion absolue, puisqu'en parlant de cette théorie, qui a quelque chose de consolant, j'ai ajouté qu'il fallait en tenir compte dans la pratique.

Comme M. Ricord, M. Blot s'est demandé s'il y avait opportunité à saisir un ministre d'une semblable question. Je m'explique les scrupules du premier, mais je ne les comprends pas dans la bouche du collègue auquel je réponds en ce moment. Avec qui donc l'Académie s'entretient-elle de tout ce qui concerne la vaccine, si ce n'est avec M. le ministre de l'agriculture, du commerce et des travaux publics? N'est-elle pas en communication officielle avec lui, chaque année, à l'occasion du rapport qu'elle doit transmettre sur l'état de la vaccine en France? Ai-je besoin, pour montrer tout l'intérêt qu'il porte à cette question d'hygiène publique, de rappeler qu'il a pris quelquefois l'initiative et que, s'adressant à l'Académie, il lui a demandé la solution de questions au moins aussi délicates. Le 25 octobre 1858, ne lui écrivait-il pas, *dans l'intérêt de la pratique médicale et de la médecine légale,* pour demander une réponse aux deux propositions suivantes :

1° Les accidents syphilitiques constitutionnels sont-ils contagieux ?

2° Au point de vue de la contagion, le produit de ces accidents a-t-il, chez les enfants à la mamelle, des propriétés différentes que chez l'adulte ?

Il est incontestable que M. le ministre veut être instruit de tout ce qui intéresse la vaccine, et que notre devoir est de ne pas nous laisser devancer. Il y a dans le corps médical une sourde rumeur qui prouve que le moment est arrivé de s'occuper sérieusement de la question de la syphilis vaccinale, et les alarmes exagérées de quelques personnes intéressées ne sont pas de nature à supprimer une discussion devenue nécessaire pour la tranquillité de tous. Beaucoup de médecins croient à la possibilité de la transmission de la syphilis par la vaccination. Cette opinion est vraie ou erronée : si elle est fondée, il ne faut pas craindre de la proclamer; si elle est erronée, il faut lui barrer le passage et ne pas attendre plus longtemps pour la combattre et pour la détruire. Combien d'erreurs, notamment en matière de syphilis, erreurs pernicieuses et funestes, n'auraient pas si longtemps régné dans la science, au grand détriment de la santé publique, si les doctrines d'où elles dérivaient n'avaient pas été acceptées si complaisamment et si elles avaient subi, dès l'origine, l'épreuve de la controverse et le contrôle des discussions académiques !

Communication de M. Depaul.

Séance du 31 janvier 1865.

Messieurs, l'Académie connaît aujourd'hui le travail que j'ai eu l'honneur de lui soumettre, et elle a pu juger par elle-même si tous les efforts qui ont été tentés, dès le début, pour l'empêcher de se produire avaient quelque raison d'être. On vous l'avait présenté comme un acte révolutionnaire qui allait tout mettre en péril, et j'espère que vous lui aurez reconnu un caractère éminemment conservateur qui dénote dans son auteur un dévouement profond pour la vaccine. Ils ont été bien mal inspirés ceux qui semblent tant redouter le bruit et la lumière en détournant mon rapport de sa voie naturelle qui le conduisait simplement dans la collection officielle de nos travaux sur la vaccine, où il était enterré comme ses aînés sans recevoir même les honneurs de l'insertion dans nos *Bulletins* et sans que la presse médicale eût à s'en occuper !

Aujourd'hui, au contraire, ma communication a franchi les portes de cette enceinte, emportée et discutée par les divers organes de la presse scientifique, et elle est devenue à l'heure qu'il est l'objet des préoccupations du corps médical tout entier. En ce qui me concerne, je ne vois à cela aucun danger réel. Il était utile que l'attention des praticiens fût réveillée sur un pareil sujet, et si j'en juge par les nombreuses communications qui me sont adressées de tous les côtés, j'ai touché à une question sur laquelle chacun éprouvait depuis longtemps le besoin d'être éclairé.

Je puis me rendre le témoignage d'avoir donné à mon travail une forme irréprochable. Si j'ai été ferme et inexorable sur le fond, je me suis efforcé d'être toujours académique. Je n'ai pas cessé d'être poli et même élogieux pour ceux dont j'ai attaqué les doctrines, et si j'ai usé de mon droit de critique, je n'en ai jamais dépassé les limites.

Je dois à la vérité de dire que je n'ai pas trouvé les mêmes tendances dans la réplique de mon contradicteur M. Ricord.

Uniquement occupé de sa personnalité, il a fait des efforts inouïs pour égarer la discussion et pour faire disparaître dans des détails secondaires le fait capital et exclusivement scientifique qui seul était en cause.

Selon une habitude qui s'était déjà révélée dans la discussion de 1852, il a par voie d'insinuation cherché à vous faire entendre qu'une question personnelle avait été le seul mobile du promoteur de ce débat, et il a eu soin de faire accentuer davantage de pareilles accusations en dehors de cette enceinte. Je suis étonné qu'un homme de sa valeur et dans sa position n'ait pas compris que de pareils arguments n'étaient dignes ni de lui ni de l'assemblée à laquelle il s'adressait, et je me permettrai d'ajouter que je les repousse comme indignes de moi. Il faut, en vérité, qu'il ait bien peu de bonnes raisons à donner, et qu'il trouve bien mauvaise la cause qu'il a si obstinément défendue jusqu'à ce jour pour qu'il ne recule pas à descendre jusqu'à de pareils moyens !

Après avoir, à l'aide de ce fantôme, cherché à jeter de la défaveur sur ma communication, il a voulu vous émouvoir en se présentant comme une victime qu'on avait comploté d'immoler. Il vous a sérieusement demandé s'il était convenable de le faire intervenir sans son autorisation dans une discussion scientifique !

Il en a appelé à la bonne confraternité et même aux convenances académiques. Mais ce qui l'a surtout profondément ému, c'est la pensée terrifiante pour lui que des doctrines qui ont fait sa gloire et sa réputation pendant plus de vingt ans pussent trouver place dans un rapport destiné à un ministre, accompagnées, bien entendu, des critiques dont elles sont inséparables aujourd'hui. Il ne peut se faire à cette idée à laquelle des flatteurs intéressés ne l'ont pas habitué, et c'est pour cela qu'il a dans cette occasion fait jouer toutes ses batteries et cherché en dehors de cette enceinte des défenseurs dévoués quand même.

Comme une pareille tactique ne lui inspirait pas sans doute une confiance absolue, il a fait intervenir d'autres arguments qui sont de la même force et qui laissent toujours de côté la question scientifique qui seule devrait l'occuper. N'y a-t-il pas un grand danger, s'est-il écrié, à faire un nouveau procès à la vaccine? Et ne faut-il pas s'arrêter devant la crainte de lui porter un coup funeste? L'occasion ne serait pas favorable, parce qu'au moment où nous parlons la variole sévit dans le département de la Seine-Inférieure. Mais à ce compte, il faudrait renoncer pour toujours à s'occuper de ce sujet, car il n'est pas d'année où cette maladie n'apparaisse sous forme épidémique dans plusieurs localités. Non, cet ennemi ne nous menace pas plus aujourd'hui que de coutume, et fût-il à nos portes comme on vous l'a dit, le moment serait toujours opportun de travailler à diminuer les inconvénients de la vaccine ; mais pour cela il faut d'abord les connaître.

Mon contradicteur n'a pas été mieux inspiré, quand, s'adressant au corps médical tout entier, il lui a parlé de sa responsabilité augmentée par la question que j'avais eu l'imprudence de soulever. Rappelez-vous, a-t-il dit, ce médecin que les vaccinations de Hollfeld ont pu conduire devant la justice et faire condamner? Oui, sans doute, il faut s'en souvenir ; mais ce qu'il ne faut pas oublier non plus, c'est que cette responsabilité sera d'autant plus grande, que peu soucieux de savoir au juste ce que vous faites, vous continuerez à marcher dans les ténèbres, alors qu'il dépendait de vous de savoir la vérité et par cela même de mieux vous tenir sur vos gardes.

Non, j'ai trop de confiance dans le bon sens de mes collègues et de tous mes confrères pour leur faire l'injure de croire qu'ils aient pu être ébranlés par de pareils arguments ; ce sont ceux que mettent en avant les avocats qui ont des causes mauvaises à défendre ; mais dans cette enceinte ils ne peuvent manquer d'être appréciés à leur juste valeur, et je suis bien rassuré sur l'impression qu'ils sont destinés à faire sur vos esprits. M. Ricord a beau vouloir donner le change, il ne fera croire à personne que ma communication n'ait eu pour but que de lui être désagréable. Comment, d'ailleurs, expliquerait-il l'intervention de son *excellent ami*

M. Trousseau, qui est venu défendre les mêmes doctrines que moi et combattre les mêmes erreurs? Eh quoi, il ne serait plus possible de critiquer les opinions scientifiques d'un collègue sans qu'on vous accusât d'un acte d'hostilité personnelle! Quant à moi, je proteste et je passe outre : tout ce que M. Ricord peut exiger, c'est qu'en discutant le savant on respecte l'homme privé. Je n'ai pas manqué à ce devoir jusqu'à présent, et je promets de ne le point perdre de vue dans ce qui me reste à dire.

Que mon contradicteur se trouve mal à son aise, je le comprends sans peine. Qu'il aimât mieux qu'on ne s'occupât plus de ses doctrines, cela ne se voit que trop. Aujourd'hui que sa charte est déchirée et qu'il n'a plus de fil conducteur, il est placé dans une situation pénible, entre le souvenir d'anciens succès qu'il ne voudrait pas voir s'effacer et des idées nouvelles dont la portée ne peut échapper à son esprit clairvoyant, mais qui, malheureusement, ne laissent que des débris épars de cette ancienne école du Midi, dont il n'est plus question qu'à un point de vue purement historique.

Au point où en sont les choses, à quoi peuvent aboutir toutes ces résistances désespérées? A rien d'utile pour la science, ni même pour la réputation scientifique d'un collègue qui s'est certainement trompé de très-bonne foi et qui trouvera encore dans les choses utiles qu'il a faites de quoi passer à la postérité. Que si cela ne lui suffit pas, libre à lui de rester en arrière avec ses idées d'autrefois : au lieu de se mettre à la tête d'un mouvement qu'il aurait dû diriger, il sera forcément entraîné par lui, et je me demande ce que sa considération y gagnera.

Après ces préliminaires indispensables qui sont ma réponse à une partie de l'argumentation de M. Ricord, que l'Académie me permette de remettre la discussion sur son véritable terrain.

1° La syphilis peut-elle être transmise par la vaccination ?

2° Si la réponse est affirmative, y a-t-il des mesures à

prendre pour conjurer un pareil résultat ou du moins pour en diminuer les chances?

Sur le premier point, mon savant collègue a d'abord éprouvé le besoin de faire voir qu'il n'avait pas été le seul à résister aux faits qui affirmaient la syphilis vaccinale, et une grande partie de son discours a été employée en citations qui étaient bien inutiles, puisque j'avais déclaré moi-même que, jusqu'à ces dernières années, cette négation avait été la croyance de la grande majorité des médecins : aux témoignages de Husson (1), de Steinbrenner (2), de M. Bousquet (3), il aurait pu joindre celui de la plupart des auteurs qui ont écrit sur la vaccine. Je n'avais pas omis non plus de citer le résultat négatif des expériences tentées par MM. Bidard, Taupin et plusieurs autres. Aussi je ne comprends pas quel besoin avait M. Ricord de faire intervenir un document qui est certainement le moins probant de tous ceux qu'il pouvait invoquer ; je veux parler des résultats de l'enquête faite par le comité général d'hygiène, sur l'histoire et la pratique de la vaccine, présentés aux deux chambres du parlement par ordre de Sa Majesté la reine d'Angleterre (en 1857).

Dans un questionnaire imprimé, qui fut adressé à presque tous les médecins ayant quelque notoriété, la syphilis vaccinale avait naturellement trouvé sa place. Vous avez vu que la plupart de ceux qui ont répondu ne se sont pas beaucoup compromis, et vous resterez convaincus comme moi que ce n'est pas avec de pareils documents qu'on peut faire avancer la science.

M. Chomel s'est contenté de dire qu'il *ne pensait pas* que la pustule vaccinale pût contenir, outre la lymphe qui lui est propre, le principe de la syphilis.

(1) Husson, *Recherches historiques et médicales sur la vaccine*, 3ᵉ édition. Paris, 1803.

(2) Steinbrenner, *Traité sur la vaccine, ou recherches historiques et critiques sur les résultats obtenus par les vaccinations et les revaccinations*. Paris, 1846.

(3) Bousquet, *Nouveau traité de la vaccine et des éruptions varioleuses ou varioliformes*. Paris, 1848.

M. Moreau, qui est du même avis, est tellement sous l'empire des doctrines syphilitiques de l'époque, qu'il se hâte d'ajouter que pour produire la syphilis il faudrait inoculer du pus venant d'un chancre vénérien et non d'une pustule vaccinale.

M. Rayer ne dit qu'une chose, c'est que dans sa longue pratique il n'a pas observé d'exemple de syphilis transmise par la vaccination. Les cas rares qu'on a cités ne lui paraissent pas concluants.

M. Rostan émet bien l'opinion que le *virus vaccin* ne transmet que la vaccine ; mais pour plus de sécurité, toutefois, il recommande de ne le prendre que sur des sujets bien sains.

En somme, sur 527 réponses, 40 expriment des doutes, 6 affirment simplement, 2 affirment en se fondant sur des observations.

J'avoue qu'en me laissant guider par ce que je savais de l'opinion générale des médecins sur cette question, je n'aurais pas soupçonné un pareil résultat, et je trouve que les 40 doutes émis avec les 8 affirmations positives attestent que la possibilité de la transmission de la syphilis par la vaccination n'avait pas rencontré autant d'incrédules que je me l'étais imaginé.

Mais puisque mon contradicteur attachait tant de valeur aux témoignages des autres, il n'aurait pas mal fait de nous dire qu'en dehors du document anglais beaucoup d'autres voix se sont élevées dans ces dernières années pour affirmer la réalité de la syphilis vaccinale. N'est-il pas curieux, par exemple, que presque tous ses élèves l'aient abandonné sur ce point comme sur tant d'autres, et pour n'en citer qu'un, M. Diday n'écrivait-il pas dernièrement « que la transmission de la syphilis par la vaccine humaine était devenue d'une simple croyance reléguée au rang des préjugés vulgaires, un fait s'imposant au nom de la science qui l'explique autant que sur la foi des malheurs qui la signalent. »

Le docteur Henri Lee (1) a fait connaître les opinions de quelques éminents médecins.

(1) H. Lee, *Leçons sur la syphilis. De l'inoculation syphilitique et de ses rapports avec la vaccination*, trad. par E. Baudot. Paris, 1863.

M. Ackerly (de Liverpool) écrit qu'il ne doute pas que la syphilis ait été transmise d'un enfant infecté à un enfant sain à l'aide de la vaccination.

Le docteur Bamberger (de Wurzbourg) dit qu'il est réellement convaincu qu'une maladie contagieuse telle que la syphilis peut être inoculée simultanément avec la lymphe vaccinale. Un cas semblable, ajoute-t-il, s'est même présenté il y a peu de temps dans une ville voisine. Il fait allusion au fait qui entraîna la condamnation d'un médecin.

M. Barber (de Stamford) rappelle qu'il est très-possible qu'une petite quantité de sang soit mélangée avec la lymphe vaccinale, et nous ignorons, ajoute-t-il, quelle est la quantité de sang nécessaire pour déterminer une infection constitutionnelle.

M. Complin dit qu'il croit que la syphilis peut être communiquée par la vaccination.

Le docteur Lever (de l'hôpital de Guy) dit qu'il a vu un médicastre donner la syphilis à un enfant en le vaccinant.

Il serait inutile de multiplier ces citations, et quoique l'ouvrage dont je parle en contienne beaucoup d'autres, je terminerai par une réflexion que j'emprunte à M. Henri Lee : « Il faut se rappeler que ces opinions furent émises à une époque où presque tous les médecins partageaient les doctrines de M. Ricord, c'est-à-dire que les effets de l'inoculation syphilitique apparaissaient immédiatement après l'application du poison. A cette date on ne croyait pas que des accidents syphilitiques pussent ultérieurement apparaître lorsqu'il s'était déjà écoulé une semaine sans que le malade offrît aucun phénomène morbide. »

Je ne suis donc pas le seul à croire que les doctrines de l'hôpital du Midi aient contribué pour une large part à nous laisser ignorer pendant longtemps l'existence de la syphilis vaccinale, et c'est précisément parce que je me suis permis de le dire que j'ai soulevé tant de colères. Mais puisqu'on ne veut pas convenir de cette vérité et qu'on persiste à affirmer qu'on n'a jamais nié la possibilité de la transmission des accidents secondaires, je suis forcé de chercher et de montrer dans les diverses publications de mon contradicteur que ce n'est pas à la légère que j'ai fait peser sur lui une pareille responsabilité. Mais avant, qu'on me permette de rappeler comment s'exprimait M. Gibert en 1859 (1).

« Ces questions (il s'agit de la contagion des accidents secondaires), depuis longtemps résolues par le praticien dans le sens de l'affirmative, avaient été obscurcies par les expériences et les dénégations de Hunter dans le siècle dernier, et plus encore à notre époque, par un système expérimental nouveau qui tendait à réformer les doctrines généralement reçues sur la syphilis, d'après les résultats obtenus de l'*inoculation artificielle*.

» La contagion avait fini par être révoquée en doute et même complétement niée par plusieurs médecins de cette nouvelle école, bien que les partisans des anciennes doctrines, s'appuyant, à la vérité, presque exclusivement sur l'observation clinique, continuassent de chercher à faire prévaloir l'autorité des faits cliniques sur les lois posées par la doctrine nouvelle. »

Plus loin, il parle « des dénégations obstinées qu'on opposait aux observations cliniques les plus probantes. »

Je n'en ai pas dit davantage dans le rapport qui a éveillé tant de susceptibilités, et l'on va juger si j'avais raison. Voici ce qu'écrivait M. Ricord (2) en 1838 :

« Le virus modifié par l'absorption veineuse et lorsqu'il a produit l'empoisonnement général ne peut transmettre la maladie que par voie d'hérédité seulement.

» Toutes les fois qu'un symptôme, quels que soient son siége et sa forme, donne du pus inoculable, il est de nécessité le produit d'une contagion directe et non le résultat d'une infection générale due à l'absorption partie d'un autre point, et n'indique pas actuellement le tempérament syphilitique, ou, en d'autres termes, la vérole constitutionnelle. »

(1) Gibert, *Rapport sur la contagion des accidents secondaires de la syphilis* (*Bulletin de l'Académie de médecine*, 1858-1859, t. XXIV, p. 884).

(2) Ricord, *Traité pratique des malad. vénériennes*. Paris, 1838, p. 166.

En 1856 (1), il aborde avec une conviction plus entière encore les mêmes questions, et il les résout de la même manière. Je recommande la lecture de la trentième et de la trente et unième lettre. Après avoir apporté l'esprit que vous lui connaissez dans la critique des faits de Waller, il revient à Wallace, qu'il croyait mort, et se vante d'avoir ajouté quelques mots à son *oraison funèbre*; puis, en terminant, il demande à ses lecteurs *de décider s'il n'a pas gagné sa bataille de Prague*. Je sais bien ce qui lui fut répondu à cette époque par les gens *impartiaux* qu'il interrogeait, mais je sais aussi ce que lui répondent de tous côtés les observations cliniques, aussi bien que les expériences, et sa prétendue victoire n'est en réalité qu'une grande déroute.

. C'est dans le même ouvrage qu'il formule pour la première fois son opinion sur la *syphilis vaccinale* (page 321) : « Ne me demandez rien sur la vaccine comme moyen de propagation de la syphilis. La vaccine a ses ennemis comme tout le monde. On l'accuse déjà, à tort ou à raison, d'être la cause de la fièvre typhoïde, en ayant empêché les enfants qui devaient mourir plus tard de cette dernière, de mourir plus tôt de la variole. On peut bien l'accuser de transmettre la syphilis; mais vous connaissez les *déplorables et ridicules observations* sur lesquelles on s'appuie, et vous avez jugé, comme moi, celles qu'on a fait valoir contre le docteur Hubner. Vous êtes convaincus, comme tous ceux qui ont présentement étudié cette question, au point de vue historique, critique, clinique et expérimental, que le vaccin ne transmet que le vaccin, sans empêcher la syphilis de se propager par ses voies ordinaires et trop souvent mystérieuses. »

En 1858, il renouvelle sa profession de foi (2) dans les termes suivants :

« Le chancre naît du chancre et *peut seul le reproduire.*

» La vérole naît du chancre et ne reconnaît pas d'autre

<hr>

(1) Ricord, *Lettres sur la syphilis*, 2ᵉ édition, Paris, 1856 ; 3ᵉ édition, Paris, 1863.

(2) Ricord, *Leçons sur le chancre*, rédigées et publiées par Alfred Fournier. Paris, 1858. — 2ᵉ édition, 1860.

origine. C'est là un fait surabondamment démontré aujourd'hui et que les vains efforts de quelques rares contradicteurs ne suffisent plus à mettre en doute; c'est un fait qu'une expérience de vingt-cinq ans, sur le plus vaste théâtre de la syphilis, me permet de proclamer sans hésitation et pour lequel je n'ai point à craindre le démenti des générations à venir.

» Comme je l'a dit ailleurs, le chancre est à la vérole ce que la morsure du chien enragé est à l'hydrophobie. » (Page 10.)

« On suppose à juste titre que c'est par le sang que le virus se dissémine sur les autres organes ; mais on n'a pu, ni par l'*inoculation*, ni par l'analyse, démontrer la présence du virus dans le sang.

» Il est même remarquable que ce sang ne possède aucune qualité contagieuse et ne puisse communiquer la maladie à un sujet sain. » (Page 143.)

« Il y a plus, c'est que si vous cherchez dans les sécrétions même d'origine syphilitique, c'est-à-dire dans la sérosité ou le pus d'un accident *consécutif* quelconque, secondaire ou tertiaire, là même il vous échappe. On savait déjà à l'époque de Hunter et l'on sait encore de nos jours, en dépit des *confusionnistes contemporains*, que les symptômes constitutionnels de la syphilis ne produisent pas un pus semblable à celui d'où ils tirent leur origine. » (Pages 149 et 150 ; et p. 212.)

« Dans tous les cas, et ils sont nombreux, où l'inoculation d'accidents secondaires ou tertiaires a pu être pratiquée sur des *sujets sains*, dans les conditions *d'une expérimentation sérieuse*, elle n'a donné que des résultats *absolument* négatifs. » (Page 151.)

Dans ses annotations au *Traité de la maladie vénérienne* de Hunter (troisième édition, 1859), on trouve les passages suivants :

« Comme Hunter, je crois que les enfants ne peuvent transmettre que l'*accident primitif* (le chancre) contracté soit en naissant, soit après leur naissance. Aucune observation *incontestable* ne détruit cette proposition. » (Page 50.)

« Le pus fourni par les accidents secondaires ne s'inocule pas. » (Page 566.)

Les citations que j'ai empruntées aux trois dernières publications dont je viens de parler établissent que les idées
de notre collègue ne s'étaient nullement modifiées à la suite
de l'importante discussion qui eut lieu dans cette enceinte,
en 1852, sur la transmission des accidents secondaires de la
syphilis. Il disait alors que ce n'était pas par pur esprit de
système qu'il ne voulait pas que les accidents secondaires
fussent contagieux et inoculables; mais il demandait, pour
modifier ses croyances, qu'on produisît des faits probants, et
il repoussait tous ceux qu'on avait mis en avant comme
n'ayant aucune valeur.

Cependant, sur l'invitation de M. le ministre lui-même,
la question fut de nouveau portée devant l'Académie, à l'occasion du rapport de M. Gibert, dont j'ai déjà parlé; et dans
la séance du 31 mai 1859, il eut de nouveau l'occasion de
nous faire savoir où il en était de ses convictions sur la réalité de l'inoculation des accidents secondaires. Après un
discours dans lequel, tout en protestant de son désir de
connaître la vérité, il évite soigneusement de se prononcer
d'une manière catégorique; il conclut en disant que le rapport qui sera adressé à M. le ministre, en réponse à sa demande, devra se renfermer dans la *réserve la plus rigoureuse*,
admettant, si l'on veut, la *possibilité* de la contagion des accidents secondaires, mais sans rien spécifier de plus, quant à
présent. De peur que ces paroles, qui ne le comprettaient
cependant guère, fussent prises pour une concession, il
s'écriait en terminant : *Fiat lux!* J'ajoute que notre collègue,
qui faisait partie de la commission avec moi, avait refusé de
signer le rapport.

Plusieurs d'entre nous ne se trouvèrent pas satisfaits d'une
pareille réponse : M. Ricord, pressé de toutes parts, se décida
à faire un pas de plus, et s'adressant à M. Bouillaud qui avait
pris la parole, il ajouta : « Que s'il avait fait une si longue
opposition à la doctrine de la transmission des accidents
secondaires, c'est que, d'une part, les fauteurs de cette doctrine n'étaient pas d'accord entre eux, et ne s'appuyaient que
sur des observations cliniques, contestables et susceptibles

d'être interprétées autrement, et que, d'autre part, il n'avait pas fait d'inoculations sur des individus sains. Aujourd'hui, ces expériences ont été faites, et il ne peut s'élever contre elles. »

Voilà les paroles qui furent prononcées dans cette enceinte ; ce fut un grand événement, et chacun s'en alla croyant à une conversion définitive et sincère de ce redoutable adversaire. La presse enregistra cet aveu qu'on avait eu tant de peine à obtenir et le porta à la connaissance du monde scientifique ; mais il paraît que cet aveu, qui avait été fait sans aucune restriction dans la séance académique, ne tarda pas à troubler le repos de M. Ricord, car, en le faisant imprimer dans nos Bulletins, il l'a fait suivre des réserves suivantes :

« Toutefois, j'attendrai, pour avoir une conviction sans réserve à cet égard, que mes observations personnelles me l'imposent et non les observations de M. Gibert. » De sorte que les mêmes observations de M. Gibert, qui semblaient d'abord l'avoir convaincu, lui imposent encore des réserves qui ne cesseront que quand il y sera conduit par ses expériences personnelles. Or, comme avec la timidité qu'on lui connaît il a déclaré plusieurs fois qu'il ne se permettrait jamais d'en entreprendre de pareilles, cela veut dire, si je ne me trompe, qu'il faut se résigner à ne le voir jamais convaincu.

Ce qui s'est passé à l'Hôtel-Dieu, en 1862, va nous montrer qu'on s'était bien réellement mépris sur la réalité de sa conversion de 1859, et qu'il a toujours conservé au fond de son cœur un culte pieux pour ses anciennes doctrines. Serons-nous plus heureux cette fois à l'occasion de la syphilis vaccinale ? Je l'espère sans pouvoir l'affirmer. Quoi qu'il en soit, dans les deux leçons qu'il fit dans l'amphithéâtre de M. Trousseau, après avoir discuté à sa manière le fait qui lui était soumis, il émit les propositions suivantes, qui sont loin d'exprimer une véritable conviction et qui légitiment mes inquiétudes sur une conversion définitive :

« Jusqu'à ce jour la plaque muqueuse seule a été inoculée ;

c'est l'accident le plus voisin du chancre qui peut se trans-
former en plaque muqueuse.

» Vous voyez que jusqu'à cette heure les inoculations de
sang syphilitique sont restées sans résultat, et que les prétendus résultats sont entachés d'erreur.

» Quant à la syphilis vaccinale il est impossible de po-
ser des conclusions absolues. Des faits nouveaux viennent de
se produire, dont la portée *sera peut-être immense. Attendons!*

» *Un immense point d'interrogation* est aujourd'hui la seule
réponse possible à la question qui nous a été posée. La vaccine peut-elle transmettre la syphilis? »

Je n'ai pas besoin de m'étendre longuement pour faire voir
qu'à cette époque, qui est bien près de nous, notre collègue
n'avait pas encore les convictions que quelques personnes lui
ont attribuées, ou que du moins il s'était empressé de reprendre une grande partie de ce qu'il nous avait concédé. On le
voit alors, comme aujourd'hui, se retrancher dans un système
de temporisation qui témoigne bien de l'état de son esprit.
Quoi ! de nouveaux faits de syphilis vaccinale, *dont la portée
sera peut-être immense*, se sont produits, et l'on nous conseille
d'attendre ! Et au lieu d'examiner ces faits, qui contiennent
peut-être la solution de l'une des plus graves et des plus
urgentes questions dont puissent s'occuper les médecins, on
vous propose de fermer les yeux et de dormir tranquilles !
Mais quand donc le moment paraîtra-t-il opportun ? A quel
nombre ces faits devront-ils s'élever pour qu'il vous paraisse
utile d'en tenir compte ?

Messieurs, M. Ricord s'est plaint amèrement de ce que, à
propos de la syphilis vaccinale, j'avais cru devoir faire intervenir ses doctrines syphilographiques. L'examen rétrospectif
que j'en ai fait passer sous vos yeux lui a paru presque
une inconvenance, et vous savez avec quelle vivacité de
langage il m'a demandé pourquoi je le mettais ainsi en scène.
Vous avez déjà deviné ma réponse : c'est qu'il ne pouvait pas
en être autrement. La question de la syphilis vaccinale est
intimement liée à la question de transmission de la syphilis en général, et il est tellement impossible de parler de

l'une sans s'occuper de l'autre, que mon collègue lui-même n'a pu se soustraire à cette nécessité. Consultez ses deux leçons faites à l'Hôtel-Dieu, et vous verrez quelle part large il a accordé à l'étude de l'inoculation du sang et du produit des accidents secondaires. Aujourd'hui, de plus en plus, embarrassé par le lourd fardeau de ses anciennes doctrines, il voudrait qu'on les laissât dans l'ombre, mais la science a des exigences auxquelles nous devons tous nous soumettre. Qu'il reste plus ou moins attaché à des ruines qui lui sont toujours chères, c'est son affaire. Quant à nous, nous avons le droit et le devoir de chercher à quelles sources diverses on peut puiser le virus syphilitique.

Pour ce qui est de la contamination par l'inoculation du produit des accidents secondaires, la question est définitivement résolue, on a beau se débattre, incriminer sans cesse la plaque muqueuse et appliquer à l'interprétation des observations un système impossible, tout cela n'a pas empêché la vérité de s'imposer. Les inoculations expérimentales de MM. Wallace, Waller, Rinecker, Velpeau, Vidal (de Cassis), Bouley, Auzias-Turenne, Gibert, etc., ont depuis longtemps fait passer la conviction dans presque tous les esprits. Il en est de même des inoculations accidentelles qui ont été observées dans tous les temps, dans tous les pays, par les hommes les plus capables de bien voir et qui n'avaient aucun système à défendre. Tantôt c'est un mari, tantôt c'est la femme qui, n'ayant que des accidents secondaires, donnent cependant la syphilis ; dans d'autres cas c'est un nouveau-né qui infecte sa nourrice ; plus rarement celle-ci qui contamine son nourrisson. On ne compte plus aujourd'hui les cas de cette espèce.

La transmission de la syphilis par l'inoculation du sang est un fait non moins définitivement établi. Ce qu'on savait déjà de l'inoculation par le sang d'un grand nombre de maladies virulentes aurait dû faire pressentir que la syphilis ne pouvait faire exception. J'emprunte à M. Viennois les indications suivantes :

1° *Épizootie.* — Un auteur qui ne s'est pas fait connaître a publié, en 1763, des observations faites à Brunswick sur l'inoculation de cette maladie. On inocule la maladie en introduisant une mèche imbibée de sang contagieux dans une ouverture faite à la veine jugulaire ou dans une incision pratiquée au fanon. Il recommande de réitérer l'inoculation si elle n'a pas réussi une première fois (1).

2° *Clavelée.* — M. Lebel s'y prend de la manière suivante pour inoculer la clavelée : Il fait au bouton une petite incision n'intéressant qu'une faible épaisseur de son tissu. Il s'en écoule du sang d'abord, dont il se sert, tant qu'il est fluide, pour inoculer, puis, bientôt, du sang mêlé à de la sérosité, puis de la sérosité pure. Or, les premières inoculations produisent, aussi sûrement que les deuxièmes et que les dernières, un claveau régulier (2).

3° *Sang de rate.* — Les expériences de M. Rayer démontrent la contagion de la manière la plus évidente. On inocule à un mouton atteint de tournis le sang de la rate d'un mouton qui venait de périr de la maladie.

M. Rayer rappelle que M. Barthélemy, en 1823, avait obtenu le même résultat. Les expériences de MM. Voyer, Mannoury, Boutet (3), Davaine (4), l'ont confirmé.

4° *Morve.* — 1° Injection : Coleman, cité par Delabère-Blaine (5), rendit en trois jours un âne morveux, après avoir injecté dans sa veine jugulaire du sang tiré de la carotide d'un cheval morveux.

M. Renault (6) obtint le même résultat en injectant le sang de la veine jugulaire d'un cheval morveux dans la même veine de deux autres chevaux.

2° Inoculation : Un capitaine étant mort à Alger le douzième jour d'une morve aiguë, M. Guyon prit, à l'autopsie (faite douze heures après la mort), du sang dans les cavités du cœur, et

(1) *Gazette médicale de Paris*, 1852.

(2) *Société centrale de médecine vétérinaire*, 20 novembre 1846.

(3) *Gazette médicale de Paris*, 1850, p. 788.

(4) Davaine, *Comptes rendus de la Société de biologie*, 3ᵉ série, t. V, p. 149, et *Mémoires*, 3ᵉ série, t. V, p. 19.

(5) *Not. fondam. de l'art vétér.*, t. III, p. 217.

(6) *Bulletin de l'Académie de médecine*. Paris, 1843, t. VIII, p. 668.

inocula ce sang sur un cheval sain : cet animal mourut le dix-septième jour avec tous les symptômes de la morve aiguë (1).

5° *Charbon.* — Les exemples du développement du charbon par suite de l'inoculation du sang sont très-nombreux. Les expériences de M. Delafond ne laissent rien à désirer.

Appelé à étudier une épizootie de fièvre charbonneuse au Risel (Somme), il recueillit, à l'autopsie d'une vache morte sous ses yeux, du sang encore chaud dans des tubes de verre qu'il boucha exactement. Il s'empressa, à son arrivée à Alfort, d'inoculer ce sang à deux chevaux ; l'un mourut en soixante heures et l'autre après huit jours.

6° *Rage.* — M. Eckel, directeur de l'Institut vétérinaire de Vienne, inocula, le 13 novembre 1841, à la tête et aux oreilles d'un chien, le sang encore chaud pris sur un goret qui venait de mourir enragé ; une seconde inoculation fut faite sur le même animal le 29 janvier 1842 avec le sang d'un homme mort enragé. Le chien devint malade le 1er avril 1842 et offrit tous les symptômes caractéristiques de la rage (2).

Je pourrais citer encore la rougeole et la variole.

Après tout cela, n'était-il pas permis d'affirmer à l'avance que la vérole, la plus virulente de toutes les maladies, devait être inoculable par le sang? Je ne ferai que mentionner les expériences de Waller, de l'anonyme du Palatinat et de M. Gibert, qui, depuis 1850 jusqu'à 1859, l'ont péremptoirement établi, et je vous demanderai la permission de vous donner les détails de celle que nous devons à M. Pellizzari. Mais avant, sachons admirer le courage de ce jeune et intelligent confrère (M. le docteur Bargioni) qui s'est si généreusement dévoué pour la science. Je tiens de lui-même l'histoire de son inoculation. Il est dans cette enceinte au moment où je vous parle, et c'est ce qui m'empêche de pousser plus loin les éloges que je voudrais lui donner.

Le 6 février 1861, M. Pellizzari fit, devant un grand nombre de praticiens, l'inoculation du sang extrait d'une femme syphi-

(1) *Revue médicale*, 1845.

(2) *Recueil de médecine vétérinaire pratique*, t. IV, 3e série.

litique sur les docteurs G. Bargioni et B. Rosi et H. Passigli, chirurgien interne, tous indemnes d'antécédents syphilitiques.

La femme qui fournit le sang était la nommée A. C..., âgée de vingt-cinq ans et enceinte de six mois. Examinée avec soin, elle présentait des papules muqueuses très-confluentes et sécrétant abondamment, aux parties génitales. Une d'elles, située sur la grande lèvre gauche, était plus grande et plus élevée que les autres et avait une base franchement syphilitique. Celle-ci était ou l'ulcère infectant transformé en plaque muqueuse, ou une plaque muqueuse développée sur la cicatrice de l'ulcère primitif. On rencontrait aussi des papules muqueuses au pourtour de l'anus, et des glandes grosses, dures et indolentes aux aines. Il y avait sur le tronc un érythème assez confluent. Les ganglions de la partie postérieure du cou étaient engorgés, et il y avait des pustules acnéiformes sur le cuir chevelu. Aucun traitement antérieur n'avait été fait.

C'est en saignant la veine céphalique du bras droit qu'on se procura du sang. Aucune manifestation éruptive n'existait dans cette région, qui fut d'abord lavée. Le chirurgien, de son côté, se lava soigneusement les mains. Le ruban, la lancette, le vase destiné à recevoir le sang étaient neufs. Le sang à peine extrait, on en imbiba un plumasseau de charpie que l'on appliqua au docteur Bargioni à la région supérieure et externe du bras gauche au niveau de l'insertion du deltoïde, où l'on avait fait trois incisions transversales après avoir enlevé l'épiderme dans l'étendue de 2 centimètres en hauteur sur 1 en largeur.

Vingt-quatre heures après, on enleva la bande qui avait servi à fixer la charpie sur le bras du docteur Bargioni. Il n'y avait rien, si ce n'est une croûte mince et noirâtre due au sang extravasé et desséché. Quatre jours après, toute trace de l'inoculation avait disparu.

Le 3 mars au matin, M. Bargioni vint trouver M. Pellizzari et lui annonça qu'au centre de la surface où avait été inoculé le sang il avait remarqué une petite élevure qui occasionnait un peu de prurit. On trouva, en effet, au point indiqué, une petite papule de forme arrondie et d'une couleur rouge foncé. Pas d'induration à la base, point d'engorgement des ganglions de l'aisselle. On se contenta de recouvrir la papule de linges enduits de cérat, et elle fut vue par M. Pellizzari et plusieurs autres personnes presque tous les jours. Au bout de huit jours elle avait atteint les dimensions d'une pièce de 20 centimes.

Le 11 mars elle était recouverte d'une squame mince argentée et très-adhérente. Deux jours après, cette squame était devenue plus dense, moins adhérente et commençait à se briser au centre.

Le 14, deux glandes mobiles et indolentes, grosses comme une noisette, se sentaient dans l'aisselle.

Le 19, en pressant sur la squame qui recouvre la papule, on fait suinter à la périphérie un peu de sérosité purulente.

Les ganglions axillaires ont augmenté, mais sont toujours indolents. Pas d'induration à la base de la papule.

Le 21, il y a une vraie croûte qui commence à se détacher. Au-dessous on voit une surface ulcérée. La base présente une légère induration.

Le 22, la croûte est enlevée, et l'on met à découvert un ulcère infundibuliforme, à bords résistants, élastiques, représentant très-bien l'induration annulaire. La plaie fournissait peu de pus et était recouverte par une couche comme diphthéritique. Peu de douleur, pansement avec de la charpie sèche.

Le 26, l'ulcère s'est étendu ; il offre les dimensions d'une pièce de 50 centimes. Il sécrète davantage. L'induration est beaucoup plus marquée. Même traitement.

Quoique déjà édifié, le docteur Bargioni est bien décidé à attendre les manifestations générales avant de commencer un traitement interne.

Rien de nouveau jusqu'au 4 avril. Alors, légère céphalée nocturne qui dure deux ou trois jours. Engorgements ganglionnaires à la partie postérieure du cou. Le 12, taches rosées de forme irrégulière sans malaise sur presque tout le corps, mais surtout sur les côtés du thorax et aux hypochondres ; ganglions cervicaux plus développés. Les jours suivants l'érythème devient plus confluent de manière à ne pas laisser de doute sur sa nature syphilitique. Il dure plus de huit jours en laissant l'état général excellent.

Le 20, même état de l'ulcère, aucune tendance à la cicatrisation. Le 22, l'érythème prend une teinte cuivrée ; des papules lenticulaires ont apparu. L'ulcère est devenu sanguinolent ; il entre dans la période de réparation.

C'est alors que M. Bargioni se soumet à un traitement mercuriel, et je suis heureux d'ajouter qu'aujourd'hui il paraît completement guéri de la maladie qu'il s'était volontairement inoculée.

Quant à ses deux courageux compagnons, ils furent aussi suivis avec soin par M. Pellizzari ; mais l'inoculation, chez eux, resta sans résultat.

Laissons à M. Ricord le soin de s'étonner de ce qu'on n'ait obtenu qu'un succès sur trois expériences. Quant à moi, quand nous n'aurions que cette seule observation, je déclare avec M. Cullerier que la contagiosité du sang syphilitique est irréfutable.

Ces divers points une fois bien établis, je reviens à la syphilis vaccinale, qui est le corollaire forcé de l'inoculation par le sang. On sait déjà que dans mon rapport je ne m'étais pas contenté de cette démonstration, qui a cependant bien sa valeur, et que j'avais cherché dans les faits directs une base encore plus solide pour asseoir mes convictions. J'en avais réuni quatorze, et je disais que j'en connaissais encore plusieurs autres que je croyais inutile de rapporter, la démonstration me paraissant complète et ne voulant pas dès lors allonger inutilement mon travail. J'ignore pour quel motif mon contradicteur n'a cru devoir s'occuper que de quatre ou cinq. Serait-ce parce qu'il n'avait rien à objecter à ceux dont il n'a pas parlé ? Cela m'étonnerait, sachant qu'il a à son service un système commode de démolition devant lequel aucune observation ne saurait résister s'il se généralisait.

Il vous a d'abord parlé du fait de Cerioli, que je disais cité partout et, par conséquent, connu de tout le monde. La seule critique qu'il ait trouvé opportun de lui adresser est la suivante : je n'ai pas donné la date de sa publication. Je me confesse de ce *tort grave*, mais je me demande en quoi cela a pu diminuer la valeur de l'observation. Je me demande surtout pourquoi il a complétement passé sous silence une deuxième observation du même Cerioli, observation dont j'avais pourtant bien précisé l'acte de naissance, car j'avais eu soin de dire qu'elle était déjà signalée dans le mémoire de M. Lepileur, dont la date est antérieure au travail de M. Viennois, qui la relate aussi, la tenant directement de l'auteur. Que lui manquait-il donc pour qu'on l'ait dédaignée? Est-ce qu'il n'est pas bien constaté que le vaccinifère était né de *parents syphilitiques*?... Est-ce que le nombre des contaminés n'est pas assez considérable? Il s'élève cependant à soixante-quatre. N'oublions pas en outre que sur ce nombre huit enfants et deux femmes succombèrent.

Je ne reviendrai pas sur l'observation de M. Trousseau, lui-même vous en a exposé tous les détails. Lui, qui a tout vu et tout fait depuis le commencement jusqu'à la fin, il est venu ici vous déclarer qu'aucun doute n'était possible, que la syphilis avait bien été inoculée à sa malade pendant l'acte de la revaccination ; vous l'avez entendu combattre, comme il convenait de l'être, ce système malheureux de dénégations perpétuelles et, plaçant la vérité au-dessous de l'amitié, s'efforcer de faire comprendre à M. Ricord qu'il s'égarait. Non, lui a-t-il dit, l'*empreinte deltoïdienne* n'est pas *une place* pour la syphilis ordinaire! Qu'il me soit permis d'ajouter qu'elle est, au contraire, la *place toute naturelle* pour la syphilis vaccinale. Du reste, depuis 1862, les idées de mon contradicteur se sont sensiblement modifiées à propos de la valeur de ce fait, car dans son dernier discours il nous apprend que maintenant il le considère comme *un cas probable* et *même très-probable* de contagion vaccinale. L'*immense* point d'interrogation est devenu un point d'interrogation *ordinaire*.

Quant aux deux observations de M. Lecocq, comme elles défiaient par leur précision l'application du système habituel, il a bien fallu changer ses batteries, et l'on a cherché à les saper en s'en prenant à la durée de l'incubation qu'on trouve beaucoup trop courte. Je demande à rectifier tout d'abord une erreur commise par M. Ricord. Ce n'est pas au bout de *quatre* jours, comme il l'a dit, mais bien au bout de *huit*, que fut constatée pour la première fois la lésion locale dans les deux cas. Mais, d'ailleurs, est-ce que, sérieusement, il attribuerait une grande importance à une incubation un peu plus longue ou un peu plus courte? Nous pouvons bien donner la moyenne et les extrêmes des cas connus, mais rien n'est définitivement fixé à cet égard ; tout ce que nous savons, c'est que, d'une manière générale, la syphilis transmise par le produit des accidents secondaires ou par le sang a une incubation plus longue que celle qui a pour point de départ l'inoculation du chancre. Les deux observations de M. Lecocq restent donc avec toute leur valeur et parmi les plus concluantes.

Parlerai-je encore des faits de Rivalta qui ont été tant discutés, tant commentés, et qui aujourd'hui ne doivent plus laisser de doute dans l'esprit. En 1862, M. Ricord, les ayant examinés dans l'une des leçons qu'il fit à l'amphithéâtre de l'Hôtel-Dieu, s'exprimait ainsi sur leur compte : « L'histoire de Cerioli n'est pas la seule qui ait été publiée sur la transmission de la vérole par la vaccine. Récemment on a signalé une autre épidémie arrivée à Rivalta : son récit ne m'a pas moins *révolté* que celui de Cerioli. » Après ce jeu de mots, notre collègue s'était persuadé qu'il n'y avait plus rien à dire, et ne doutait pas que son arrêt ne fût accepté par tout le monde. Depuis ce temps, il a dû singulièrement le modifier, et vous l'avez entendu, à cette tribune, vous dire que l'observation de Rivalta était un cas *très-probable* de syphilis vaccinale. Que s'est-il donc passé, depuis 1862, pour qu'une observation qui le révoltait à cette époque, soit devenue tout à coup un fait ayant une grande valeur? On a su, d'une manière positive, que Chiabura, le premier vaccinifère, était bien positivement syphilitique, et que deux ou trois mois avant sa vaccination à lui, il avait été infecté par le sein d'une nourrice.

Est-ce que tout cela ne devrait pas lui faire comprendre tout ce qu'il y a de défectueux dans sa manière de disséquer

les faits ? Il constatera, j'espère, qu'un rapprochement judi-
cieux des observations est infiniment préférable, car sa méthode l'a conduit à une erreur qu'il a fallu rétracter, tandis
que mon système *d'assistance mutuelle* m'avait permis de voir
la vérité ; j'ose espérer que désormais il ne plaisantera plus
sur ce point.

Mais puisque aujourd'hui M. Ricord est disposé à accueil-
lir avec quelques égards les observations qu'on lui présente,
je me hasarderai à lui en faire connaître de nouvelles qui
aideront peut-être à lui faire faire un pas de plus. Il verra
dans mon insistance le désir que j'ai de le rattacher définitivement à la cause que je défends et tout le prix que j'attache
à son assentiment.

En voici deux qui méritent d'être rapprochées, quoiqu'elles
soient éloignées par leurs dates : je les intitule observations *à
coups doubles*, parce qu'elles fournissent une double démonstration et que leur valeur s'en trouve ainsi singulièrement accrue.

La première remonte à 1849. Elle a été publiée par
M. Viani dans la *Gazetta medica lombarda* et reproduite dans
la *Gazette médicale* de Paris de la même année. Madame N.
N... accoucha, en Italie, en 1838, et allaita son enfant. Au
bout de quelque temps, il lui vint des ulcérations au mamelon, et bien qu'elle en ignorât la nature syphilitique, elle
fut obligée de confier son enfant à une nourrice étrangère.
Celle-ci présenta bientôt des symptômes évidents de syphilis.
Il en fut de même d'une seconde et d'une troisième femme
qu'on avait successivement chargées d'élever cet enfant. La
dernière donnait quelquefois à teter à un autre nourrisson.
Celui-ci contracta bientôt à la bouche des ulcères qui s'éten-
dirent et le firent périr en peu de temps.

Confié à la garde de deux de ses oncles qui l'entourèrent
de soins, l'enfant de madame N. N... finit par ne plus présenter d'autres symptômes morbides qu'une ophthalmie. On
le vaccina à ce moment. Comme la variole régnait alors, un
oncle et une tante de cet enfant, âgés l'un de vingt-huit ans,
l'autre de vingt-trois ans, voulurent être revaccinés avec du
virus fourni par leur neveu, dont M. Viani ignorait alors com-

plétement les antécédents. Les choses marchèrent d'abord chez les vaccinés comme d'ordinaire; mais après la dessiccation des pustules, il se forma une croûte dure, entourée d'une aréole d'un jaune rougeâtre et différente des croûtes vaccinales. L'oncle fut bientôt couvert de croûtes sur tout le corps; il survint plus tard des exostoses, des douleurs ostéocopes et quelques ulcères sur d'autres parties. Il fut plus de cinq ans avant de se débarrasser de cette maladie.

La tante, de son côté, présenta des phénomènes secondaires graves, et sa guérison fut aussi longue à obtenir que dans le cas précédent.

La seconde observation, non moins intéressante, appartient à M. le docteur Rodet (1). Elle est intitulée : « Syphilis vaccinale communiquée par un enfant qui donna aussi la syphilis à sa nourrice. »

En voici un résumé fidèle : Le 25 août 1855, une femme de Solaise, allaitant un enfant de cinq mois, consulta M. Rodet; elle fut vue en même temps par MM. Bouchacourt, Rollet et Vallette. L'enfant était né sain en apparence, mais quinze jours après parut une éruption qui existait encore au moment où il fut examiné.

Il fut trouvé petit, décrépit, cachectique; papules muqueuses excoriées sur les fesses, près de l'anus, et sur le scrotum; fissure sur la commissure gauche des lèvres; cicatrice sur la lèvre inférieure; abcès sous-cutanés dans plusieurs régions.

La nourrice portait à la base du mamelon gauche un ulcère de l'étendue d'une pièce de 1 franc, placé sur une base élevée demi-résistante, ayant l'aspect d'une large plaque muqueuse, indolent et suppurant peu; deux ganglions indolents dans l'aisselle du même côté, gros comme une amande; un abcès non spécifique dans le sein droit.

Le mari et l'enfant de cette femme, qui avait quatorze mois, furent examinés avec le plus grand soin. Ils étaient sains.

_____

(1) *Gazette médicale de Lyon*, 16 janvier 1865.

Trois ou quatre jours après, M. Ro'et reçut la visite d'une femme qui lui présenta une petite fille atteinte de syphilis parfaitement caractérisée : plaques muqueuses à la commissure labiale gauche, sur les lèvres, à la vulve, etc.

La mère, parfaitement saine, raconta que sa fille avait été vaccinée, quatre mois auparavant, avec du vaccin pris sur l'enfant syphilitique dont il a été parlé plus haut, lequel avait alors un mois.

Le vaccin prit aux deux bras, mais sur le bras droit une pustule s'ulcéra et suppura longtemps. M. Rodet constata sur ce bras une cicatrice de l'étendue d'une pièce de 50 centimes un peu élevée, avec induration qui commençait à se ramollir.

On trouve dans le journal l'*Imparziale de Florence* (n° 5, 1862) les deux observations suivantes, qui sont dues à M. le docteur Marone (de Lupara) :

Premier fait. — A la fin d'octobre 1856, M. Marone fit venir de Campobasso du vaccin dans des tubes; il était transparent, mais mêlé à un peu de sang.

Un grand nombre d'enfants furent vaccinés, et parmi eux vingt-trois furent atteints de syphilis. Le nom et l'âge de ces enfants est indiqué ; ils avaient de cinq à dix mois. Tous ces enfants, ainsi que leurs parents, étaient sains au moment de la vaccination.

L'éruption vaccinale se fit régulièrement jusqu'à la période de dessication. Mais alors on vit la croûte desséchée se ramollir de nouveau, puis tomber, et à la place on trouvait une ulcération à base indurée.

Chez d'autres la croûte desséchée restait adhérente plus que d'habitude et finissait cependant par tomber. Au bout de quelques jours, la cicatrice s'ouvrait, et une plaie ayant tous les caractères du chancre induré se produisait, durait un mois, un mois et demi. Chez tous il y eut aux aisselles des ganglions engorgés, indolents et qui ne suppurèrent pas.

Chez tous aussi on vit apparaître, vers le milieu de janvier, les accidents généraux de la syphilis : roséole, papules, pemphigus, plaques muqueuses aux lèvres, à la bouche, à l'anus et aux parties génitales, engorgement des ganglions inguinaux et cervicaux.

Les nourrices furent infectées à leur tour (chancres indurés aux seins). Plus tard, après cinq à huit semaines, elles eurent aussi des phénomènes généraux : roséole, psoriasis, impétigo, plaques muqueuses, etc., etc.

A leur tour les mères infectèrent les pères.

M. Marone a su depuis que le vaccin envoyé de Campobasso avait été fourni par une petite fille qui mourut, quelque temps après sa vaccination, d'une affection éruptive, dont le caractère, toutefois, n'a pas été parfaitement déterminé.

Deuxième fait. — Filomena Littorti, une des vingt-trois enfants infectés dont il est parlé dans la précédente observation, servit à de nouvelles vaccinations. Onze enfants furent contaminés. Comme dans les autres cas, accident primitif caractéristique, puis phénomènes consécutifs.

Mères contaminées à leur tour et, par celles-ci, d'autres personnes encore.

La maladie ayant été tardivement reconnue, un traitement spécifique fut institué, ce qui n'empêcha pas plusieurs enfants de succomber.

Onze nourrices, infectées par les enfants vaccinés, infectèrent à leur tour d'autres enfants non vaccinés, à qui elles donnèrent accidentellement le sein.

Plusieurs des femmes contaminées, étant devenues enceintes, accouchèrent, à terme ou avant terme, d'enfants morts ou vivants, portant *toujours des traces de syphilis congénitale.*

M. Marone ajoute qu'avant 1856 il n'avait pas observé des cas de syphilis chez les paysans de Lupara. Il avoue, en outre, que, quoique recueillis en 1856, il n'avait pas osé publier ces faits, parce qu'on l'accusait publiquement des malheurs que nous venons de raconter, et que, d'un autre côté, il craignait, en les divulgant, de nuire à la vaccine. La publication des faits de Rivalta lui avait fait comprendre qu'il était temps de ne plus garder le silence.

Ai-je besoin de faire remarquer que de pareils sentiments ont dû exercer la même influence sur beaucoup d'autres esprits, et que, pour ce motif, un certain nombre de faits de même nature ne recevront jamais de publicité; j'ajoute que d'autres ont dû passer inaperçus, la véritable nature des lésions n'ayant pas été soupçonnée.

Un médecin distingué de Florence, et bien connu par ses études spéciales, M. le docteur Galligo (1), a consigné le fait suivant dans un mémoire intitulé *Sur quelques questions de syphilographie* (1).

« Dernièrement on a remarqué, dans les environs de Florence (à la Rufina), la *transmission de la syphilis consécutive* chez quatorze enfants vaccinés avec le virus vaccin d'un enfant qui, tout en ayant l'apparence d'une santé parfaite, était (d'après les informations reçues) issu de parents qui, peu de temps auparavant, avaient été atteints de graves phénomènes consécutifs.

» Quelques-uns de ces enfants avaient été traités par les docteurs Forti et Consortini, et l'un de ceux-ci, qui appartenait à une des familles les plus distinguées de la ville, subit sous ma direction, à Florence, un traitement mercuriel qui amena la guérison. »

Mais ce n'est pas tout, il me reste encore à appeler l'attention de l'Académie sur deux observations dont la portée, à mon avis, est immense, et c'est en les étudiant que mes contradicteurs auraient pu se convaincre de l'utilité que l'on trouve à savoir rapprocher les faits et à tirer de ce rapprochement les conséquences qui en découlent. Je fais allusion à l'observation de M. Hérard et à celle de M. Chassaignac. J'ai reproduit la dernière *in extenso*, dans mon rapport. Quant à la première, j'ai dû me contenter, pour ne pas faire double emploi, d'une simple indication, renvoyant au *Bulletin de l'Académie* (2) qui la renferme. Que l'on me permette de les rappeler ici très-brièvement.

Observation de M. Hérard. — Un enfant de vingt-cinq mois,

(1) *Gazette hebdomadaire de Paris*, 1860.
(2) *Bull. de l'Acad. de méd.* Paris, t. XXVIII, p. 1189.

d'une santé parfaite, est vacciné *le 27 juin 1863 à la mairie de Montmartre.*

Trois semaines après, la vaccine ayant marché régulièrement et des cicatrices normales étant déjà formées, on voit apparaître, sur une cicatrice de chaque bras, un bouton dur, se recouvrant de croûtes. En même temps l'état général devient mauvais, et un peu plus tard apparaissent des phénomènes généraux qui ne laissent aucun doute sur la nature syphilitique de l'affection.

Observation de M. Chassaignac. — Un enfant de deux ans, dont la santé ne laissait rien à désirer, est également vacciné *à la mairie de Montmartre, le* 27 *juin* 1863. Pustules vaccinales régulières. Cicatrices complètes le quinzième jour.

Quelques jours après, trois ulcérations à la place des cicatrices (2 à droite, 1 à gauche).

Le 26 août, ces ulcérations sont larges comme une pièce de 50 centimes; leur base s'indure, les ganglions s'engorgent, puis apparaissent les accidents consécutifs caractéristiques.

Est-il possible de trouver quelque chose de plus saisissant? Et quoique, ici, le certificat d'origine de la syphilis nous fasse défaut, n'y a-t-il pas dans le certificat collectif de son double dépôt une démonstration irrécusable? Et puis, en réunissant en un seul faisceau toutes ces observations, dont les unes sont complètes, dont les autres laissent quelque chose à désirer, ne trouve t-on pas dans la succession régulière, et toujours la même des phénomènes morbides, de quoi contenter les esprits les plus difficiles? Chancre au point d'inoculation du vaccin, et un peu plus tard invasion des phénomènes secondaires avec toutes les variétés les plus caractéristiques. Et qu'importe que l'on n'ait pas toujours constaté l'état syphilitique du vaccinifère? Qu'importent les variations de l'incubation qui n'a rien d'absolu dans aucune des maladies virulentes, et que tant de causes étrangères au virus peuvent faire varier?

La question de l'inoculation du produit des accidents secondaires et du sang, et, par conséquent, la question de la syphilis vaccinale, n'en trouvent pas moins dans plusieurs des faits pris isolément, aussi bien que dans ce qui ressort de leur ensemble, une démonstration rigoureuse.

On a beau dépenser beaucoup d'esprit, appeler à son secours toutes les ressources d'une imagination féconde, on pourra retarder la manifestation de la vérité, on ne l'empêchera pas de se faire jour. A chaque nouvelle occasion, depuis vingt-cinq ans, nous voyons se reproduire une série d'arguments qui sont passablement usés aujourd'hui et qu'il serait bien temps de mettre de côté.

On nous parle sans cesse du chancre transformé en plaque muqueuse, et l'on voudrait faire croire que c'est là ce qui explique l'inoculation des accidents secondaires, comme si les hommes dont nous avons rapporté les expériences n'étaient pas en état de distinguer, et comme si, d'ailleurs, beaucoup d'observations ne démontraient pas qu'une pareille erreur n'avait pu être commise.

Dans d'autres cas, quand on ne peut faire planer aucun soupçon sur la nature de l'accident, on fait intervenir un tiers, et nous savons tous quelle prodigieuse consommation a été faite, pour le besoin de ces mauvaises causes, de commis de nouveautés, d'officiers de cavalerie et même de simples soldats. Il est temps de laisser en paix ces prétendus perturbateurs du repos conjugal.

Tantôt on s'en prend à la vertu des femmes à laquelle on ne croit guère ; tantôt on suspecte la lancette qui a servi à l'inoculation. On a même été jusqu'à incriminer la main qui la faisait agir.

Tout cela n'est pas sérieux. On pourra faire sourire un auditoire comme celui qui nous écoute, mais on ne le convaincra pas avec de pareils arguments.

Notre savant collègue nous répète depuis quelques années qu'il n'a jamais nié la *possibilité* de l'inoculation des accidents secondaires. Je crois avoir démontré, par des citations extraites de ses ouvrages, que sa mémoire lui fait défaut. Cette concession, qui n'en est pas une, est d'une date assez récente ; mais aujourd'hui, comme autrefois, il ne trouve, dans aucune des observations à l'aide desquelles on cherche à lui faire faire un pas de plus, les éléments nécessaires pour entraîner une conviction définitive.

J'ai hâte d'arriver aux critiques qui ont été adressées à la seconde partie de mon rapport, à celle que j'ai consacrée à l'étude des moyens prophylactiques. C'est sur ce terrain que MM. Ricord et Blot ont concentré tous leurs efforts. Toute fois, ils se sont séparés sur une question préliminaire d'un grand intérêt, et il m'a été très-agréable de voir le premier de mes deux contradicteurs donner à ce que j'avais dit l'appui de son assentiment. Non, il n'est pas encore démontré qu'il faille faire saigner la pustule pour que l'on soit exposé à inoculer le virus syphilitique! Non, on ne peut pas être dans une sécurité absolue, parce qu'en ouvrant le bouton vaccinal on n'aura fait couler qu'une lymphe transparente et dépourvue de la matière colorante du sang! Je l'ai dit de mon côté, c'est une question à l'étude, mais en attendant, la prudence exige que l'on ne néglige aucune précaution pour éviter de prendre du sang.

En répondant à M. Blot, je crois avoir bien établi qu'il n'était jamais entré dans ma pensée que les précautions que je conseillais dussent nous donner une sécurité *absolue*. Malheureusement j'ai dû être beaucoup plus modeste, et il suffit de lire mon rapport pour voir que je ne suis pas sorti de mon rôle. Si M. Ricord maintient qu'il n'y a aucun avantage à consulter la santé des parents des vaccinifères, je ne saurais être de son avis; s'il a simplement voulu dire que cela ne servira pas toujours, il est inutile de discuter plus longtemps sur ce point, nous sommes d'accord. Tout le monde sait qu'il est parfois impossible d'être exactement renseigné sur ce point, mais il n'en est pas toujours ainsi, et la preuve s'en trouve dans plusieurs des observations qui ont servi de base à mon travail.

N'a-t-il pas remarqué que dans le deuxième fait de Cerioli, relatif à l'enfant de P. C..., des environs de Crémone, il a été parfaitement constaté que celui-ci était né de parents syphilitiques?

Il a donc oublié que le vaccin qui servit à vacciner les quatorze enfants de la Rufina, dans l'observation du docteur Galligo, venait d'un enfant dont les parents avaient été atteints de graves accidents syphilitiques consécutifs ?

Mais l'observation de M. Sébastian (de Béziers) n'est-elle pas encore plus concluante ? Une femme se présente chez notre confrère avec deux de ses amies qui veulent être revaccinées avec du vaccin pris sur son enfant. On sait ce qui arriva à l'une de ces dernières. Voulant savoir à quoi s'en tenir, M. Sébastian se transporta chez le vaccinifère, et là il constata, non-seulement que son corps était couvert de papules syphilitiques, mais que le père, qui avait été soldat, avait eu un chancre induré et qu'il présentait lui-même de nombreuses traces de syphilis constitutionnelle.

Est-ce assez clair ? Si avant de prendre du vaccin on s'était informé de la santé des parents, comme on le fit malheureusement trop tard, n'aurait-on pas obtenu les mêmes renseignements et n'aurait-on pas de la sorte évité les malheurs que l'on eut à déplorer ? La précaution que j'ai recommandée n'est donc pas aussi inutile que l'on veut bien le dire.

En parlant du choix des vaccinifères, j'ai conseillé deux choses : 1° les examiner d'une manière complète et prendre des renseignements sur leur compte ; 2° ne s'adresser qu'à ceux qui ont dépassé le deuxième ou le troisième mois. Mais il paraît que j'ai perdu mon temps, mes deux contradicteurs ont traité d'illusoires ces deux moyens prophylactiques. Ils ont même été jusqu'à les signaler comme dangereux. Voyons donc qui de nous a un bandeau devant les yeux. Quoi ! vous ne comprenez pas que l'examen sérieux du vaccinifère et les renseignements pris sur ses antécédents pourront, dans quelques cas, vous arrêter sur le bord du précipice ? Vous ne vous êtes donc pas donné la peine de lire et de méditer les observations que j'ai pris soin de faire passer sous vos yeux ? S'il est vrai que Chiabrera paraissait sain au moment de la naissance, n'a-t-on pas appris depuis qu'il avait été infecté deux ou trois mois avant sa vaccination ? Et n'aurait-il pas été possible de savoir, avant de lui emprunter du vaccin, ce que l'on a su tardivement, parce qu'on ne l'avait pas demandé?

Est-ce que les antécédents de l'enfant dont a parlé M. Viani, s'ils eussent été connus, ne lui eussent pas fait refuser de prendre de son vaccin? N'en aurait-il pas été de même pour les observations de MM. Marone, Lecocq, Sébastian, Rodet? Dans une lettre que m'a écrite M. Hérard à propos du cas qu'il nous a communiqué, il a ajouté le renseignement suivant : « L'enfant qui avait servi à vacciner n'avait pas bonne apparence. La mère de l'enfant, qui fut infecté, m'a dit que cette circonstance l'avait déterminée à remettre à huitaine la vaccination d'une autre fille qu'elle avait emmenée avec elle. »

Je ne m'étendrai pas davantage sur ce point, la question est jugée : qu'on nous dise qu'il n'est pas toujours possible d'arriver à un résultat, que par ignorance ou parce qu'on a intérêt à cacher la vérité, on nous renseignera parfois de manière à nous tromper. Je n'ai jamais dit le contraire. Mais restreignez autant que vous le voudrez le nombre des cas dans lesquels vous pourrez être complétement éclairés ; n'y en eût-il qu'un, cela suffirait pour justifier ma recommandation.

En conseillant de ne prendre le vaccin, autant que possible, que sur des enfants de deux ou trois mois, je pouvais espérer que M. Ricord, trouvant dans ce fait une sorte de confirmation d'une de ses lois d'autrefois, s'empresserait d'applaudir. Encore une illusion perdue. Dans son désir de tout combattre, il ne veut accorder aucune valeur à cette nouvelle garantie. Nous allons voir encore ici qui de nous es dans le vrai. Mais d'abord reprenons bien nos positions, car je n'accepterai jamais que l'on me prête, pour les combattre, des opinions qui ne sont pas les miennes. Ainsi, où donc mon collègue a-t-il vu que j'avais cru que « les enfants nés de parents syphilitiques apportaient *toujours* sur eux, en naissant, le certificat d'infection de leurs père et mère »? Et puisqu'il n'en est rien, pourquoi me féliciter d'avoir fait un progrès en reculant à deux ou trois mois la possibilité des manifestations héréditaires? Non, je ne puis accepter de pareils éloges, car voici, sur ce point, mon opinion qui n'a jamais varié depuis que mon expérience personnelle m'a permis d'en avoir une, et il y a maintenant quelque vingt ans.

Il n'y a pas longtemps que, répondant à une assertion de M. Ricord sur cette question, je lui disais à cette tribune : Votre loi d'évolution de la syphilis congénitale fait partie d'un système de législation que vous avez inventé pour l'appliquer à l'étude de la syphilis en général ; mais elle n'a résisté ni au raisonnement, ni à l'observation de tous les jours ; et j'ajoutais et je répète aujourd'hui, avec une conviction profonde, que les enfants issus de parents syphilitiques portent le plus souvent, au moment de la naissance les traces de la syphilis congénitale, et en disant cela je tenais compte, bien entendu, des manifestations cutanées et des lésions viscérales. Cela ne m'empêche pas de reconnaître qu'il y a des cas, beaucoup moins nombreux, dans lesquels la syphilis latente, au moment de la naissance, peut se traduire par des signes extérieurs, quelques jours, quelques semaines, quelques mois et même quelques années après ; seulement j'admets, avec tout le monde et avec toutes les statistiques, que plus on s'éloigne de la naissance et moins on a de chances de rencontrer un enfant vérolé. J'ai emprunté à M. Diday un document de ce genre qui confirme cette dernière proposition, et c'est pour cela que j'ai pu, non sans quelque raison, recommander de ne recueillir du vaccin que sur des enfants qui auraient dépassé le deuxième ou le troisième mois. Libre à MM. Ricord et Blot de refuser à cette précaution, comme aux autres, toute espèce davantage ; j'ai la ferme conviction qu'ils seront seuls de leur opinion.

Enfin restait un dernier moyen qui séduit de prime abord et qui semble nous promettre une sécurité complète : je veux parler de la vaccination animale et par la vache en particulier, car je crois que, dès à présent, il faut renoncer à se servir directement du *horse-pox*, le cheval étant sujet à une maladie des plus graves qui s'inocule si fatalement à l'homme : j'ai nommé la morve.

Mais en nous adressant exclusivement à l'espèce bovine, verrons-nous du moins toutes nos inquiétudes disparaître? Et en fuyant un danger, ne tomberons-nous pas dans un autre? Je m'étais déjà adressé cette question dans mon rapport, et j'avais pensé qu'il y avait là un sujet d'étude important, pour lequel il fallait faire appel aux lumières de la médecine vétérinaire. Le charbon, qui paraît être à peu près la seule affection que l'on pût redouter, est-il une maladie commune? Attaque-t-il les animaux dans les premiers mois de leur existence? N'est-il pas facile à reconnaître? Et ne conduit-il pas si rapidement à la mort, qu'il deviendrait impossible d'être induit en erreur?

Viennent ensuite les difficultés de la généralisation de la méthode :

Il est certainement possible d'en entrevoir quelques-unes. Mais, comme je l'ai déjà dit, il n'est peut-être pas impossible de les surmonter.

La méthode napolitaine, qui consiste à enlever une pustule avec la portion du derme qui la supporte, n'est pas aussi commode que l'on pourrait le désirer. On ne sait pas encore pendant combien de temps une pustule ainsi détachée conserve du virus apte à l'inoculation. Pourra-t-on la faire voyager pour en faire parvenir partout où cela sera nécessaire? Dans quelles conditions faudra-t-il la placer? Ne pourrait-on pas se contenter d'ouvrir les pustules des génisses, comme on ouvre celles des enfants? Toutes ces questions et beaucoup d'autres ont besoin d'être étudiées : en ce qui me concerne, je m'en occupe sérieusement; M. le docteur Lanoix met tous les mardis une ou deux génisses à ma disposition. Je fais des expériences comparatives, et quand je me croirai suffisamment instruit sur toutes ces choses, je ne manquerai pas d'en informer l'Académie. Dès à présent, je crois avoir remarqué que l'évolution de la pustule est plus rapide sur la vache que dans l'espèce humaine, et c'est du quatrième au cinquième jour qu'il convient d'y puiser. D'un autre côté, il m'a semblé qu'elle fournissait beaucoup moins de liquide vaccinal et qu'il ne serait pas aussi facile de faire des provisions soit sur des plaques, soit surtout dans des tubes.

Les vaccinations se pratiquant le plus habituellement de bras à bras, il n'est pas étonnant dès lors que toutes les observations de syphilis vaccinale se rapportent à des cas où l'on a opéré de la sorte. Aussi j'ai déjà dit, et je répète que je ne comprends pas pourquoi du liquide vaccinal conservé dans des tubes, exposerait moins que celui que l'on puiserait dans la pustule au moment de l'opération. Le virus syphilitique peut se conserver un certain temps, cela est incontestable. Perd-il plus vite son activité que le virus vaccin? nous n'en savons rien. J'attendrai donc que MM. Viennois et Diday nous aient fait connaître les raisons sur lesquelles ils s'appuyent, pour donner la préférence au vaccin conservé dans des tubes, et qu'ils nous aient dit combien de temps il doit y avoir séjourné pour que l'on ait la certitude de n'inoculer que lui, en admettant, qu'à l'origine, il fût mélangé à du virus syphilitique.

Qu'il me soit permis, en terminant, d'exprimer la surprise que m'a causée la lecture d'un travail dont M. Diday a commencé la publication (1).

Il s'y montre tellement contagionniste, qu'il se demande très-sérieusement si la syphilis ne peut pas se transmettre par la piqûre de la puce, de la punaise et des moustiques.

Il n'est pas très-éloigné d'admettre que les *animalcules spermatiques*, qui vivent quelque temps dans le vagin, puissent être l'agent de cette inoculation directe à la femme, celle par la fécondation étant mise de côté, bien entendu. Il soupçonne très-gravement l'*Acarus scabiei* d'avoir colporté la vérole dans une observation qu'il rapporte tout au long. Il est vrai que la femme à laquelle appartenaient ces animaux syphilifères avait les manifestations les plus évidentes d'une syphilis secondaire, et que les rapports intimes qu'elle eut avec l'homme qu'elle contamina, expliquent très-bien que si elle lui donna des *Acarus*, elle put aussi lui donner *autre chose*.

(1) *Gazette médicale de Lyon*, février 1865.

M. Ricord conviendra que l'on n'est jamais trahi que par les siens!

Je m'arrête ici, messieurs, et je résume, dans les propositions suivantes, les points principaux de mon argumentation :

1° Je crois avoir établi, par les faits consignés dans mon rapport et par ceux que je viens d'y ajouter, que la transmission de la syphilis par la vaccination ne saurait être plus longtemps méconnue.

2° La démonstration clinique et expérimentale de la transmission de la syphilis par le sang et par le produit des accidents secondaires faisait pressentir ce fâcheux résultat.

3° Quoique tous les faits de syphilis vaccinale ne soient pas connus, je suis heureux de proclamer hautement qu'ils constituent des exceptions infiniment rares.

4° On les rendra plus rares encore en entourant la vaccination des plus minutieuses précautions, dont on a eu le tort de se départir souvent, en se fiant à des doctrines syphilitiques ou vaccinales erronées.

5° C'est à l'Académie, à qui a été confié le soin de veiller sur tout ce qui touche à l'immortelle découverte de Jenner, qu'incombe le devoir de proposer toutes mesures qui, en diminuant le danger, feront cesser les inquiétudes légitimes qui de l'esprit des médecins ne tarderaient pas à passer, en s'exagérant, dans celui des populations.

6° Il ne faut jamais reculer devant la démonstration d'une vérité scientifique : si elle a ses inconvénients, elle tient l'esprit en éveil et permet de chercher le remède au mal qu'elle signale.

7° Ce qui est dangereux surtout, même au point de vue de la responsabilité médicale, c'est de fermer les yeux à la lumière et de ne pas vouloir aller au fond des questions, sous prétexte que cela pourrait apporter quelque perturbation dans les idées reçues.

8° Rien n'est parfait dans ce monde ; mais lorsqu'un médecin aura, en pratiquant la vaccination, pris toutes les précautions qui sont indiquées dans l'état actuel de la science, sa conscience pourra être tranquille; si des juges mal informés, et par cela même incompétents, le condamnaient, il serait absous par la science et par le corps médical tout entier.

9° Même avec ses imperfections, la vaccine n'a pas cessé d'être une des plus grandes découvertes dont se soit enrichie la médecine, et il convient, comme par le passé, d'en encourager la propagation.

10° La question de la vaccination animale mérite d'être examinée avec soin; on trouvera peut-être dans cette méthode déjà ancienne, mais qui ne s'est pas encore généralisée, le moyen de rendre à l'inoculation du vaccin toute la sécurité dont elle a besoin.

11° Dans tous les cas, je crois qu'il est du devoir de l'Académie de faire connaître à M. le ministre, qui les attend, les résultats de cette discussion, et pour cela je pense qu'il sera convenable de lui transmettre toutes les opinions qui se seront produites dans cette enceinte, sur la question de la syphilis vaccinale.

COMMUNICATION DE M. DEPAUL.

Séance du 14 mars 1865.

Messieurs, j'avais pris la résolution de ne plus prendre la parole dans cette discussion; il me semblait que tout ce qui pouvait éclairer la question en litige avait été dit et redit à cette tribune. Cependant après mûre réflexion, j'ai pensé que je devais défendre jusqu'au bout une cause que, plus que jamais, je crois être celle de la vérité, et réfuter certaines assertions étranges qui ont été émises par quelques nouveaux orateurs; mais je n'ai pas l'intention d'abuser des instants de l'Académie, et je serai aussi bref que possible.

Je n'ai rien à dire à mes savants collègues MM. Devergie et Bouvier. Tous les deux me sont venus en aide : comme moi, comme M. Trousseau, ils regardent la syphilis vaccinale comme surabondamment démontrée, et l'un d'eux vous a fait remarquer que ce fait capital, qui à l'origine de ces débats avait rencontré tant d'incrédules, était aujourd'hui presque universellement reconnu parmi nous. Permettez-moi d'ajouter que ce n'est pas seulement au sein de l'Académie qu'un pareil changement s'est opéré, car si j'en crois tout ce qui m'a été dit ou écrit par un grand nombre de médecins français et étrangers, l'opinion générale ne s'est pas moins modifiée en dehors de cette enceinte. Le résultat obtenu a dépassé mes espérances, car je ne m'étais pas dissimulé les obstacles de toute nature que je rencontrerais. On ne détruit pas facilement des convictions qu'on croit pouvoir faire reposer sur une expérience de plus de soixante ans, alors surtout que ces convictions nous laissaient dans une sécurité si complète à l'égard d'une méthode prophylactique qui s'applique sur une si large échelle dans tous les pays civilisés.

En ce qui concerne M. Ricord, me sera-t-il permis de faire remarquer que nous ne connaissons pas mieux son opinion aujourd'hui qu'au commencement de ces longs débats? Il semble avoir pris à tâche de s'entourer d'un nuage assez épais pour se rendre impénétrable. Je n'oublierai pas qu'il nous a déclaré qu'il ne voulait pas être pressé sur ce point et qu'il entendait choisir librement le moment où il lui conviendrait de faire connaître le fond de sa pensée. Laissons-le donc méditer tout à son aise, et contentons-nous de la déclaration un peu équivoque qu'il nous a faite, et qui consiste simplement à ne plus nier la *possibilité* de la transmission de la syphilis pendant l'acte de la vaccination. Je constate qu'il ne se compromet pas beaucoup par une semblable déclaration, et je m'étonne seulement qu'il reçoive avec tant de complaisance les compliments qui lui ont été décernés pour la franchise et la spontanéité avec lesquelles il aurait abjuré ses anciennes erreurs. Quant à moi, j'en appelle à ceux qui ont entendu ses discours et qui liront ses écrits.

Notre savant collègue vous a beaucoup parlé de certain document émanant de l'Assistance publique, relatif à la mortalité des enfants nouveau-nés, et dans lequel il n'était pas question de la syphilis vaccinale. Un instant vous avez pu croire que ce rapport qui a été exhumé était mon œuvre; j'ai dû protester séance tenante et vous faire savoir que je n'avais concouru en rien à sa rédaction. J'ai eu simplement l'honneur de faire partie, en ma qualité de chirurgien d'hôpital, d'une commission nommée par M. le directeur de l'Assistance publique, à l'effet de chercher les moyens de remédier à la grande mortalité qui s'observe à l'hospice des Enfants assistés. Je le demande, que peut-on trouver de commun entre une mission spéciale se rapportant à un établissement déterminé et la question générale de la syphilis vaccinale qui intéresse, à un égal degré, la pratique de la ville et celle des maisons hospitalières? Mais d'ailleurs, mon contradicteur le sait bien, le rapport qu'il a voulu m'opposer n'est pas de moi, mais bien de M. Cullerier qui n'avait pas, il faut bien le reconnaître, à s'occuper de la question que nous agitons en ce moment. En quoi donc un pareil document peut-il prouver que mes convictions n'étaient pas faites à cette époque sur la syphilis vaccinale?

J'en puis dire tout autant du travail que j'ai lu à l'Académie dans le courant de janvier 1862, sur les *vaccinations hâtives* (1). Après avoir établi que cette opération pratiquée dans les premiers jours ou les premières semaines qui suivent la naissance, n'était pas plus dangereux que celle qui n'a lieu qu'après le deuxième ou le troisième mois, j'ajoutais : « Mais si à la rigueur, en temps ordinaire et pour les enfants qui restent isolés dans leurs familles, il n'y a pas de grands inconvénients à temporiser, il n'en est pas de même quand la variole apparaît dans une maison, quand des cas multipliés sont signalés dans une ville ou quand on exerce dans un hôpital. Dans cette dernière condition surtout le danger est permanent, les salles aujourd'hui ne contiennent aucun varioleux ; mais qui sait si parmi les malades qui entreront demain il ne s'en trouvera pas quelqu'un ? »

Je citais à cette occasion un exemple que je venais d'observer dans mon service de l'hospice des Enfants assistés. Un enfant atteint de variole avait été placé dans l'une de mes salles. La maladie ne tarda pas à s'étendre à d'autres enfants.

(1) Depaul, *Rapport sur les vaccinations pratiquées en France en* 1862. Paris, 1863.

Vingt-trois furent infectés, et sur ce nombre nous eûmes onze morts à déplorer; je ne me rendis maître de l'épidémie que par une vaccination générale.

Après avoir formellement déclaré que je n'avais pas eu l'intention d'étudier toutes les questions qui se rattachent à l'histoire des vaccinations hâtives, je terminais ma communication par les deux propositions suivantes :

1° La vaccination qui se pratique dans les premiers jours qui suivent la naissance, n'expose pas à des dangers plus nombreux et plus sérieux que celle qu'on retarde jusqu'au deuxième ou au troisième mois.

2° En admettant que dans la pratique civile on puisse souvent, sans danger, retarder la vaccination, il n'en est pas de même pour les enfants qui naissent dans les hôpitaux ou qui doivent y séjourner un certain temps.

Ayant défendu dans ces termes les intérêts des enfants qui m'étaient confiés à l'hôpital, je ne m'attendais pas à être accusé dans une publication périodique d'inhumanité à leur égard. Si j'avais l'honneur de tenir la plume d'un journaliste, je ne parlerais pas avec une pareille légèreté d'un confrère qui a toujours considéré comme un devoir de faire passer les malades de son hôpital avant ceux de sa clientèle, ou, pour mieux dire, qui les confond tous dans un dévouement aussi complet que possible. Je crois avoir fait suffisamment mes preuves sous ce rapport et être assez connu de mes confrères, pour que ma réputation n'ait rien à souffrir d'une imputation aussi gratuite; mais j'ai bien le droit d'exiger que pour me combattre on ne me suppose pas des pensées que je repousse comme indignes de moi et qu'on n'ait pas recours à des armes que je ne veux pas qualifier. Je fais appel à la loyauté du confrère qui a laissé échapper ces paroles imprudentes; je lui indique les sources où il pourra s'éclairer, et j'attends qu'il mette à me donner la réparation qui m'est due le même empressement qu'il a mis à m'accuser sans s'être donné la peine de me lire.

Je reviens à M. Ricord, qui s'est beaucoup préoccupé de savoir depuis quand dataient mes convictions sur la syphilis vaccinale; je l'entends encore fulminer contre moi ce terrible anathème : Vous êtes coupable, cent fois coupable, mille fois coupable, si, convaincu depuis longtemps, vous n'avez pas parlé plus tôt! Mais comment peut-il ignorer que depuis plusieurs années je n'ai pas laissé échapper une occasion sans montrer combien j'étais vivement préoccupé de cette importante question? Ne devrait-il pas savoir que dans mon rapport sur les vaccinations pratiquées, en France, pendant l'année 1860, j'avais déjà appelé sur elle l'attention de M. le ministre? Lorsque M. Devergie présenta son malade à l'Académie, est-ce que je ne pris pas la parole pour dire que des faits nombreux existaient, qui témoignaient de la réalité de la syphilis vaccinale? Que pouvais-je faire de plus alors que n'ayant aucune mission officielle, toute la responsabilité du service de la vaccine retombait sur M. Bousquet qui en était le directeur? J'ai déjà voulu parler une fois, mais j'ai dû m'arrêter devant les obstacles qui se sont élevés et attendre que je fusse revêtu de l'autorité nécessaire pour passer outre. Il y a à peine six mois que j'ai eu l'honneur de succéder à M. Bousquet, et l'on a vu quel a été l'objet de ma première communication à l'Académie.

M. Ricord ne s'aperçoit pas de l'étrange contradiction qu'il y a dans ses paroles. D'une part, j'ai manqué à tous mes devoirs en n'avertissant pas plus tôt l'Académie; de l'autre, quand je m'y suis décidé, j'ai commis une grande imprudence et je suis déclaré coupable d'avoir gravement compromis la vaccine et d'avoir fait peser sur les praticiens une terrible responsabilité. Je laisse à ceux qui le suivront dans son argumentation le soin d'apprécier des assertions aussi opposées.

Il ne me reste plus qu'une remarque à présenter à mon collègue : on se rappelle que ne sachant plus comment réfuter les observations qui se multipliaient et qui devenaient de plus en plus démonstratives, il avait cherché à les battre en brèche en s'attaquant à la durée de l'incubation, que tantôt il trouvait beaucoup trop longue et tantôt beaucoup trop courte. Il prétendait que de pareils écarts étaient en opposition avec certaine loi formulée par lui, et comme toujours c'était la loi qui devait avoir raison; c'est encore une illusion à laquelle il faudra renoncer. Un de ses anciens élèves les plus distingués, dont il ne recusera pas le sympathique dévouement, M. le docteur Alfred Fournier, dans un travail remarquable (1), qui est basé sur des observations nombreuses et qui portent l'empreinte d'un observateur qui connaît à fond la matière, vient de démontrer, contrairement à ce qui est admis par son maître :

1° Que l'inoculation de la syphilis dépasse souvent les limites dans lesquelles on est accoutumé à la restreindre ;

2° Que le plus habituellement elle se prolonge au delà de trois semaines ;

3° Qu'il n'est pas rare qu'elle atteigne une durée de quatre à cinq semaines ;

4° Que parfois elle dépasse cette durée pour atteindre celle de six semaines ;

5° Qu'enfin elle peut se prolonger même au delà, et que dans un cas elle a dépassé le chiffre extrême de deux mois.

D'où vient donc une semblable dissidence? M. Fournier en donne l'explication toute naturelle :

« Oui, dit-il, il est un chancre qui, comme l'a si bien vu M. Ricord, répond immédiatement à l'inoculation et dont le développement commence avec l'insertion même du pus. Ce chancre, c'est le *chancre simple*, celui qui s'inocule et se réinocule si facilement au sujet contaminé, celui qui a servi aux célèbres expérimentations de mon maître. Mais bien différent de ce premier type, bien que longtemps confondu avec lui, le *chancre syphilitique* procède tout autrement : d'une part, en effet, il ne s'inocule pas sur le sujet qui le porte et ne peut donc être reproduit à volonté, comme on le croyait autrefois; d'autre part, alors qu'on le transporte avec la lancette sur un sujet sain, on le voit incuber d'une façon réelle et souvent très-longue. »

Tout le monde est de l'avis de M. Briquet, la question de

____

(1) *Recherches sur l'incubation de la syphilis.* Paris, 1865.

la syphilis vaccinale est une des plus graves dont on puisse s'occuper, et c'est précisément à cause de cela qu'il faut apporter dans son étude plus de gravité que ne l'a fait notre collègue qui, avant de monter à la tribune, s'était évidemment promis de ne pas être sérieux. Je crois qu'il serait bien embarrassé s'il lui fallait justifier les assertions qu'il a émises. Sur quel document, par exemple, s'est-il appuyé pour avancer que proportionnellement on vaccinait beaucoup moins en Italie qu'en France? Je pense qu'il est sous ce rapport dans une erreur complète ; et si jusqu'à ce jour l'Italie est le pays qui compte le plus grand nombre d'exemples d'infection syphilitique produite pendant la vaccination, ce n'est pas dans ce fait imaginaire qu'il a mis en avant qu'il en pourra trouver la cause. Je lui ferai remarquer que le nombre considérable d'individus contaminés se rattache à un petit nombre d'observations, et que c'est par le chiffre de celles-ci et non par celui des premiers qu'il faut compter. Mais d'ailleurs, quand même sa remarque serait fondée, il faudrait faire intervenir, pour avoir une explication raisonnable, beaucoup d'autres considérations dont je n'ai pas à m'occuper ici.

Que mon collègue refuse toute valeur aux observations du professeur Cerioli, à celles de Rivalta et de l'Hôtel-Dieu, je ne puis voir là qu'une opinion personnelle dont l'auteur seul est responsable. Mais je suis bien convaincu qu'il ne rattachera personne à sa manière de voir avec des arguments comme ceux dont il s'est servi. Ainsi, tout d'abord, il se méfie de l'observation de Crémone parce qu'elle a plus de quarante ans. D'un autre côté, toutes celles qui viennent de l'Italie ne lui inspirent qu'une très-médiocre confiance, parce qu'il suppose que le climat doit réagir sur l'imagination du peuple aussi bien que sur celle des savants.

En abordant le genre plaisant au sujet du professeur de Crémone, M. Briquet n'a pas eu une inspiration heureuse; il croyait sans doute M. Cerioli mort depuis longtemps. Je suis heureux de pouvoir le détromper et de lui apprendre que ce savant et vénérable confrère se porte à merveille et qu'il n'a cessé de prendre une part active à tout ce qui se rattache à l'importante question de la syphilis vaccinale.

Dans une lettre qu'il m'a fait l'honneur de m'écrire tout récemment, il se plaint, non sans quelque raison, de ce qu'on dénature ses écrits et persiste plus que jamais dans ses croyances premières. Mais on a beau traiter avec un sans façon peu académique sa personne et ses observations, celles-ci resteront, pour quiconque les lira avec quelque attention, entourées de toutes les garanties désirables pour entraîner la conviction. On y verra toujours que les enfants, primitivement infectés dans le point de l'inoculation vaccinale, infectèrent à leur tour les nourrices, et que les maris ne le furent qu'en dernier lieu. C'est en vain qu'on s'efforcera de donner au courant syphilitique une direction autre que celle qu'il a eue réellement ; c'est des enfants aux maris qu'il a marché, en passant par les nourrices, et non des maris vers les nouveau-nés.

Que penser encore de ces statistiques improvisees, desquelles il résulterait qu'on n'observerait qu'un cas d'inoculation syphilitique sur cinq millions de vaccinations? Je suis vraiment émerveillé de la facilité avec laquelle on se contente de simples suppositions qu'on voudrait nous faire accepter comme des choses parfaitement démontrées! Ainsi que cela a été dit plusieurs fois, on est loin de connaître tous les cas de syphilis vaccinale; tout ce qu'on peut affirmer, c'est qu'ils sont heureusement fort rares : quant à les nier, parce que la vérole s'inocule plus facilement avec le pus du chancre qu'avec le liquide que renferme la pustule vaccinale d'un syphilitique, c'est avouer qu'on fait bon marché des observations et qu'on les écarte sans autre forme de procès, parce qu'elles contrarient une idée préconçue.

Mais à quoi bon invoquer les observations avec M. Briquet. Il raye d'un trait de plume toutes celles qui le gênent. Il a été démontré expérimentalement que plusieurs maladies sont inoculables par le sang, et la syphilis en particulier! Qu'importe, il déclare qu'il n'y croit pas, et à ses yeux il n'en faut pas davantage pour devoir mettre de côté tout ce que nous savons à cet égard. Quelque bonne opinion que je puisse avoir de son jugement, j'aime mieux rester fidèle à des habitudes que je crois plus scientifiques, et je déclare que les faits m'inspirent encore plus de confiance.

Il est évident que M. Gibert, qui n'a pas voulu se donner la peine d'étudier la question, appartient à la même école que M. Briquet. Il professe le même dedain pour les observations et pour ceux qui se donnent la peine de les recueillir. Toutes celles que nous avons pris le soin de réunir, il les traite de faits insolites et sans valeur. Au lieu de discuter, il préfère donner son opinion en quelques phrases concises et pleines d'assurance ; il affectionne tout particulièrement la forme aphoristique, mais il oublie que les aphorismes n'ont de valeur qu'à la condition de résumer les vérités établies par l'expérience. Il faut être bien fort et bien sûr de soi pour se donner une pareille mission, et Hippocrate lui-même, dont il semble vouloir perpétuer la tradition, aurait échoué encore plus souvent qu'il ne l'a fait, si, comme lui, il avait dédaigné l'observation des faits pour se livrer à l'inspiration du moment.

J'avais établi, et tout le monde a répété avec moi, même M. Ricord, que la syphilis vaccinale était le corollaire de l'inoculation des accidents secondaires et du sang, ou, pour mieux dire, que cela était une seule et même chose.

De son autorité privée, M. Gibert déclare que cette proposition est une erreur capitale. Ne lui demandez pas pourquoi, quand il *a dit*, il ne descend pas dans les détails.

Il est bien vrai qu'il ne nie pas la contagion des accidents secondaires, et cela serait difficile, puisqu'il l'a lui-même démontrée expérimentalement, mais il est presque sur le point de se repentir des inoculations qu'il fit en 1859. Il aurait pu, dit-il, s'en passer, parce que le fait était attesté chaque jour par l'observation clinique et par la tradition qui remontait à plus de trois siècles. Je conviens que si pour le rattacher à la syphilis vaccinale il lui faut une tradition aussi antique, il est inutile de compter sur lui.

La découverte de la vaccine a environ soixante-cinq ans d'existence, et ni lui ni moi ne vivrons assez longtemps

pour savoir où en sera la question dans plus de deux cents
ans. Heureusement pour la vérité, tous les esprits ne sont
pas aussi difficiles, et la science peut faire des progrès un peu
plus rapides. Me sera-t-il permis d'ajouter que la tradition
peut transmettre l'erreur aussi bien que la vérité. Il ne me
serait pas difficile d'en trouver de nombreux exemples dans
l'histoire de la médecine.

D'un autre côté, M. Gibert prétend ne pas comprendre
comment on pourrait trouver du virus syphilitique dans une
pustule vaccinale. En vérité, cela m'étonne de la part d'un
collègue qui s'est assuré que le sang des syphilitiques était
inoculable, et je suis presque honteux d'avoir à lui répéter
que cela dépend de ce que, dans une pustule vaccinale, il y
a, outre le virus vaccin, du sang en nature ou quelques-uns
de ses éléments.

Il ne me reste plus qu'à répondre au discours de l'hono-
rable M. Bousquet, qui s'était réservé jusqu'à la fin pour
porter sans doute le dernier coup.

Notre collègue on le sait, a des entrailles de père pour la
vaccine, il la veut chaste et pure quand même, il n'admet
aucune tache à sa réputation, et l'on peut dire que son dévouement a été plus d'une fois jusqu'à l'aveuglement le plus
complet; il était donc à peu près certain qu'il descendrait
une fois de plus dans l'arène, et il n'était pas difficile de
prévoir sous quelle bannière il se rangerait. Avec l'expérience
que nous avons de ses habitudes scientifiques, nous n'espé-
rions pas qu'il prendrait la peine de discuter la question
grave qui avait été soulevée, et nous savions bien que son
discours serait une nouvelle édition de tous ceux qu'il a prononcés ici à l'occasion de la vaccine. On ne change pas la
tournure de son esprit et les tendances qui sont la consé-
quence de certaine éducation médicale.

J'avais, dans une autre circonstance, reproché à M. Bousquet de ne pas être de la même école que moi et de ne pas
aimer l'observation. Il fit semblant alors de s'en fâcher, et
me demanda avec vivacité de lui fournir les preuves de mon
assertion ; je lui répondis qu'on les trouvait dans tous ses

écrits. Aujourd'hui, c'est lui-même qui nous l'a déclaré de la manière la plus formelle, « il n'aime pas les faits ; l'expérience, c'est-à-dire l'observation de la nature, est trompeuse. » Selon lui, rien n'est souple comme les faits ; on leur fait dire tout ce qu'on veut, c'est par eux qu'on perd la science, et c'est parce qu'on peut les mal interpréter qu'il préfère de beaucoup les idées préconçues. Il se fait gloire *d'avoir été élevé dans ces principes*, qui ne sont pas ceux de la génération actuelle et qui, par conséquent, ne nous permettront pas de nous entendre.

Pourquoi nous retracer l'histoire de l'inoculation qui fut importée d'Orient à Londres, en 1721 ? Tout ce qui s'y rapporte est reconnu de chacun de nous, et d'ailleurs, je ne vois pas quel argument favorable il a pu y trouver pour sa cause, puisque, comme la vaccine, elle fut accusée, en son temps, de transmettre la syphilis.

De ce que ni lui, ni son prédécesseur, M. Husson, n'ont eu à constater aucun cas de syphilis vaccinale, s'ensuit-il que d'autres n'aient pas été plus malheureux ? Ne sait-on pas que c'est surtout dans les vaccinations officielles qu'on peut le moins surveiller les résultats sous ce rapport ? Les enfants vaccinés ne sont revus qu'une seule fois, le septième jour, c'est-à-dire à une époque assez avancée pour constater l'apparition des pustules vaccinales, mais beaucoup trop rapprochée pour que la syphilis, dont l'incubation est infiniment plus longue, ait le temps d'apparaître dans son phénomène initial. Mais ce temps une fois passé, alors que la prime et le certificat ont été délivrés, quel intérêt les parents, qui sont souvent venus de quartiers fort éloignés, auraient-ils à se représenter au vaccinateur officiel ? Il est tout naturel qu'ils s'adressent à leur médecin ou qu'ils aillent à la consultation de l'hôpital voisin. C'est ainsi que les choses se sont passées dans les observations recueillies par MM. Chassaignac et Hérard. N'est-il pas probable, en outre, que dans un certain nombre de cas la nature des accidents a dû être méconnue, et que quelques enfants ont succombé sans éveiller le moindre soupçon ?

Pourquoi s'étonner que les médecins qui pratiquent sur une moins vaste échelle, parce qu'ils exercent dans des petites localités où ils connaissent tout le monde et où rien ne survient sans qu'ils en soient informés, aient pu voir ce qui a pu si facilement échapper dans d'autres conditions? Voilà certainement la véritable raison de ce qui étonne si fort M. Bousquet; et quoiqu'il ait bien voulu me prédire que je serai aussi heureux que lui, je ne me sens pas complétement rassuré, et je ne jurerai ni pour le passé, ni pour l'avenir. M. Bouvier ne lui a-t-il pas rappelé un fait qui se rapporte aux vaccinations officielles de l'Académie, et à lui tout seul n'est-il pas de nature à diminuer un peu la confiance de notre collègue! car c'est lui qui avait pratiqué la vaccination! N'est-ce pas dans un service d'hôpital que l'observation de M. Lecocq a été recueillie? Et peut-on traiter de vaccinateur improvisé ce médecin en chef de la marine dont le savoir est bien connu de tous? Ce n'est pas par de pareilles accusations qu'on atténuera la valeur des observations qui ont été produites.

Peu m'importe encore qu'on ne connaisse ni *la patrie*, ni *le jour de naissance* de la syphilis vaccinale! Je ne puis malheureusement douter de sa réalité, et son identité n'est que trop bien établie. Elle est sans doute de tous les pays : nous en connaissons déjà des exemples pour la France, l'Angleterre, l'Allemagne et l'Italie, et comme la syphilis a pénétré partout, il est plus que probable que la vaccination est devenue en beaucoup d'autres lieux un de ses modes de propagation.

Sans doute que, pour apprécier des faits, il faut tenir compte des lieux où ils se sont passés et de la qualité des observateurs; mais ce petit préambule un peu insidieux, par lequel M. Bousquet a fait précéder ce qu'il voulait dire de l'observation de l'Hôtel-Dieu, est-il destiné à jeter de la défaveur sur notre collègue M. Trousseau, dont il a trouvé le discours élégant et séduisant, mais peu fait pour convaincre? Il ne m'appartient pas de parler du mérite de l'ancien professeur de clinique, mais ce que je tiens à rappeler, c'est

que son observation est irréprochable et qu'elle offre toutes
les garanties possibles d'authenticité. On a beau nous parler
des difficultés qu'il y a à établir le diagnostic des granulations utérines et s'abriter sur ce point derrière l'autorité de
M. Desormeaux, on ne fera croire à personne qu'un médecin de la valeur de M. Trousseau ait pu s'y tromper, et il
faut bien qu'on sache qu'un myope seul pourrait confondre
une granulation simple du col utérin avec une ulcération
syphilitique. Mais d'ailleurs, le chancre du bras, constaté
par tous, ne donne-t-il pas le démenti le plus formel à une
pareille supposition?

Il faut être entièrement étranger à l'évolution de la syphilis
pour tenir un pareil langage. On a beau être un homme éru-
dit quand on n'a jamais été praticien, il faudrait se souvenir
qu'il est des choses qu'on n'apprend qu'au lit des malades.
Je conviens que cela est plus pénible que de faire des théories dans son cabinet, mais cela vous conduit plus sûrement
dans la voie de la vérité, qui seule est profitable à la science.

Maintenant oserai-je demander à mon contradicteur pourquoi la syphilis vaccinale lui paraît une chose inouïe et
monstrueuse? En quoi cela choque le bon sens et les notions
élémentaires de la pathologie? Pourquoi l'esprit nierait ce
que les sens affirment? Et pourquoi l'esprit doit-il avoir né-
cessairement raison?

Il est évident que notre collègue, ainsi qu'il a pris soin
de nous le dire lui-même, s'est laissé entraîner par le plaisir secret qu'il éprouve à grouper, d'une façon qui lui est
particulière, des mots et des phrases qui ne laissent pas
d'avoir un certain éclat, mais qui au fond ne renferment
aucun argument sérieux. On l'écoute avec plaisir, il a le
talent d'amuser son auditoire ; mais on pourrait caractériser
sa façon en disant qu'il a l'art de bien parler pour dire peu
de chose.

Ce qu'il voudrait nous faire accepter comme des principes
immuables, sont de dangereuses erreurs dont il faut savoir
nous préserver. Non, les faits qui s'écartent des conceptions
à priori ne s'excluent pas de la science! Et au lieu de crier

malheur aux faits qui condamnent la théorie, c'est malheur
aux théories, que les faits démolissent, qu'il faut dire! Mais
pourquoi insister sur un pareil sujet? Mon désaccord avec
M. Bousquet ne date pas d'aujourd'hui, et je ne saurais me
flatter de le ramener aux idées d'une époque dont il sera
toujours éloigné, autant par la nature de son esprit que par
les impressions indélébiles de son éducation médicale première.

S'il est vrai que les virus se perpétuent par inoculation
comme les graines par semence, il ne s'ensuit pas que nous
soyons au courant de tout ce qui se rattache à la nature et
l'évolution des premiers. La graine nous est connue dans
toutes les parties. La graine vaccinale n'a pas encore été
séparée du liquide qui la renferme, et, d'après une théorie
moderne, soutenue à cette tribune par notre collègue M. Ch.
Robin, son existence même serait mise en doute. Cessons
donc de nous payer de quelques sentences pompeuses comme
celle-ci : « On peut détruire les virus, on ne les transforme
pas. Dans la famille des virus il n'y a pas de promis-
cuité, etc. » Nous n'en savons absolument rien, et ce que
nous avons de mieux à faire, c'est d'observer sans parti pris.
C'est le seul moyen de ne pas s'exposer à des contradictions
qu'on a de la peine à s'expliquer, mais auxquelles on s'expose quand on se laisse entraîner par *sa plume.* Quoi ! vous
vous efforcez d'établir qu'on peut mêler le virus varioleux et
celui de la vaccine, et qu'en inoculant ce liquide complexe
on est sûr de voir germer isolément la variole et la vaccine
chacune en leur temps, et, selon vous, avec des caractères qui
les distinguent! et vous venez nous dire ensuite que vous ne
comprenez pas qu'il puisse en être de même pour le virus
syphilitique associé au virus vaccin! Non, cela n'est pas
sérieux, et si vous n'avez que de pareils arguments, je crois
que vous auriez gagné à les taire. A la rigueur, dites-vous,
vous comprenez *un coup de lancette malheureux!* Veuillez
donc nous expliquer ce que vous entendez par là, et nous
faire comprendre par quelle fatalité une lancette aurait transmis la syphilis si, au préalable, elle ne s'était imprégnée du

principe qui la donne? Or, comme c'est dans le liquide que renferme la pustule vaccinale que l'instrument a été chargé, il fallait bien que celle-ci contînt les deux virus.

Tout révolte M. Bousquet dans cette question. Les divers modes de transmission de la syphilis étant déjà nombreux, on a indiqué celui qui nous occupe sous le nom de *syphilis vaccinale*. Il le repousse avec indignation, le *virus vaccin* ne pouvant produire que la vaccine. Je suis complétement de son avis, pourvu qu'il s'agisse de vaccin parfaitement pur, et ce n'est pas celui-là qui est en cause. La question est de savoir si, dans certaines conditions, il ne peut pas se trouver mêlé à du virus syphilitique. Des faits nombreux sont là qui l'attestent, et les données de la science sont loin de les infirmer.

Ce n'est pas sans une profonde surprise, que, pour donner plus de valeur à son opposition, j'ai entendu notre collègue nous affirmer qu'il n'avait subi l'influence d'aucun engagement antérieur, et que personne n'était plus libre que lui pour formuler une opinion. Je lui en demande bien pardon, mais il oublie qu'il a publié un ouvrage spécial (1), et que dans le chapitre XVI, où il examine s'il y a plusieurs qualités de vaccin, on peut lire les passages suivants :

« On a pris nombre de fois par ignorance et quelquefois à dessein du vaccin sur des enfants actuellement atteints de syphilis. Qu'est-il arrivé? Le vaccin s'est toujours reproduit dans toute sa pureté et sans causer aucun accident qui pût faire soupçonner la source impure où l'on avait puisé (page 231). »

Dans la discussion, il nous a appris que trois ou quatre fois, dans le cours de sa carrière, il avait volontairement répété cette expérience et toujours avec la même immunité. J'ai la conviction que, quoi qu'il en dise, il se montrerait aujourd'hui plus réservé.

Voici comment il s'exprime à la page 232 : « Qu'on se persuade donc bien que de la même manière que le virus de

____

(1) *Nouveau traité de la vaccine et des éruptions varioleuses ou varioliformes.* Paris, 1848.

là rage ne peut donner que la rage; le virus de la syphilis, la syphilis; de même aussi le virus vaccin ne saurait communiquer que la vaccine, la vaccine toute seule, sans complication, sans mélange d'aucune espèce, ni bon, ni mauvais. Si j'insiste sur cette vérité, j'en demande pardon aux médecins; je sais qu'elle n'a pas de contradicteur parmi eux; mais je voudrais faire passer leur conviction dans l'esprit des parents, et j'ose à peine m'en flatter. La tendresse même qu'ils ont pour leurs enfants les rend plus difficiles à persuader.

» Et nous-même qui nous montrons si sévères, n'accorderons-nous rien à la faiblesse humaine? Nous avons dû nous élever contre un préjugé funeste et défendre les droits de la science; mais le stoïcisme n'est pas notre philosophie. Après tout, si le vaccin des enfants les plus *malsains* vaut celui des enfants les mieux portants, celui des derniers vaut apparemment celui des premiers; cela suffit pour laisser le choix aux parents quand on le peut, c'est-à-dire quand il n'y a pas urgence. »

Il est donc évident que personne n'était plus engagé que lui, et il ne peut ignorer l'influence que dans sa haute position, il a dû exercer sur l'opinion. Avec moins de dédain pour les observations et moins d'aveuglement pour la vaccine, il aurait été sans doute un des premiers à reconnaître qu'il s'était trompé. Mais il est si commode d'invoquer les grands principes, et si doux de croire qu'on a porté la science à ses dernières limites! On reçoit mal les hommes qui veulent vous tirer de cette douce quiétude, et l'on ne veut voir en eux que des importuns qui viennent vous déranger mal à propos. Pour la vaccine, c'est l'histoire de M. Bousquet; pour la syphilis, c'est celle de M. Ricord. Il faut cependant que nos deux collègues en prennent leur parti : il est temps de se réveiller; nul n'est assez fort pour arrêter les progrès de la science.

Outre que l'honnêteté ne permet pas de dissimuler la vérité, ce serait un mauvais calcul, ainsi que je l'ai déjà dit, dans l'intérêt même de la vaccine. Il vaut mieux dire tout haut ce que chacun se répète tout bas et réunir nos efforts pour atténuer les quelques inconvénients qui sont inhérents à une méthode qui restera, malgré tout, comme une des plus utiles découvertes de la fin du siècle dernier.

Quant à la vaccine animale, qu'on a proposé de substituer à la vaccination de bras à bras, c'est une *étrangère* dont M. Bousquet ne veut pas entendre parler. Le moindre inconvénient de cette pratique serait de perdre la vaccine. Il est bien vrai que c'est là une nouvelle assertion purement gratuite : car enfin, où donc Jenner a-t-il puisé le premier vaccin dont il s'est servi? Et pourquoi, si le cowpox pouvait être entretenu d'une manière permanente, ne pourrait-on pas continuer à s'en servir avec le même avantage? On rassurerait bien mieux les populations en rompant franchement avec une tradition qui peut, dans quelques cas, faire courir des dangers, pour lui substituer un procédé déjà éprouvé et qui permettrait de les éviter.

A une autre époque, quand on commença à s'apercevoir que l'inviolabilité de la vaccine n'était qu'un vain mot, et qu'il fut question de l'utilité des revaccinations, l'adversaire le plus acharné de cet indispensable complément de la vaccine fut le même collègue auquel je réponds en ce moment : comme aujourd'hui il repoussait les observations parce qu'elles n'étaient pas en harmonie avec un principe ; comme aujourd'hui, c'en était fait de la découverte de Jenner, si l'on admettait que la vertu préservatrice du vaccin pouvait n'avoir qu'une durée temporaire! Effrayée par ces prédictions sinistres, l'Académie se laissa entraîner et fit trop longtemps une résistance inutile qu'elle doit amèrement regretter. La nécessité des revaccinations n'est plus contestée, et M. Bousquet, l'opposant le plus décidé d'autrefois, est devenu un de ses plus chauds partisans.

C'est le même rôle qu'on voudrait nous faire jouer aujourd'hui, mais instruits par l'expérience, nous saurons résister. Pour mon compte, je n'admets pas que, parce que je suis directeur de la vaccine, il ne me soit plus permis de dire la vérité; l'homme privé ne se séparera jamais, sous ce rapport, de l'homme officiel; tout ce qu'on peut me demander, c'est de ne pas engager l'Académie sans son assentiment, et je crois avoir prouvé que je comprenais mes obligations, puisque je suis venu lui soumettre mon projet de rapport à M. le ministre.

Je tiens encore à rassurer M. Bousquet sur un autre point. Il vous a dit qu'au lieu d'un rapport que je devais à M. le ministre, je n'avais fourni qu'une courte dissertation sur un sujet spécial de mon choix, et qu'il allait en résulter que, pour cette année, l'autorité serait sans renseignements sur les vaccinations pratiquées en France : cette assertion est complétement inexacte. Mon rapport de cette année contenait, comme celui des années précédentes, deux parties bien distinctes : une que j'appelle administrative et qui comprend un résumé de tous les documents qui sont transmis par l'intermédiaire des préfets, et une autre exclusivement scientifique, dans laquelle j'avais cru devoir étudier la difficile question de la syphilis vaccinale. La première est seule obligatoire, et je n'ai pas cessé de faire des efforts pour lui donner toute l'importance qu'elle mérite. On y trouvera, comme par le passé, un résumé de tous les travaux ayant quelque intérêt transmis à l'Académie, soit directement, soit par la voie administrative. L'étude que j'avais ajoutée sur la syphilis vaccinale était un complément tout à fait facultatif, destiné à prouver à M. le ministre que l'Académie ne se laisse devancer par personne, et qu'elle veille attentivement sur le précieux dépôt qui lui a été confié.

Il était tout naturel que M. Bousquet trouvât sa manière de faire préférable à la mienne. Il ne m'appartient pas de décider qui de nous deux a suivi la meilleure voie. Tout ce que je puis dire, c'est que j'ai cru avoir de bonnes raisons pour ne pas marcher sur ses traces.

Me sera-t-il permis, en terminant, de faire remarquer une fois de plus combien on s'est mépris sur mes intentions dès l'origine de ces débats ? Quelques personnes intéressées ont cru ou fait semblant de croire que j'avais voulu abriter, dans un rapport officiel, de nouvelles critiques sur les erreurs d'un collègue en syphilographie, et me donner le malin plaisir de les transmettre à M. le ministre sous le couvert de l'Académie.

Je n'ai pas l'habitude de chercher des voies détournées quand j'ai à me défendre ou que je veux attaquer. Ceux qui me connaissent me croiront sur parole, quand je leur dirai que cette pensée n'était pas entrée un instant dans mon esprit. J'ai uniquement poursuivi une idée scientifique; j'ai dû, pour la mettre en lumière, combattre certaines doctrines qui en avaient trop longtemps arrêté la démonstration; mais je le déclare ici, je ne m'étais pas proposé autre chose, et pour en donner une nouvelle preuve, je suis tout prêt, pour ménager certaines susceptibilités, et quoique je les trouve exagérées, à supprimer de mon projet de rapport tous les passages que M. Ricord voudra bien m'indiquer.

Si plus tard la discussion est devenue un peu trop personnelle, ce n'est pas à moi qu'il faut s'en prendre. J'ai dû suivre mon principal adversaire sur le terrain qu'il a choisi, et l'on pourra voir, dans les discours qui ont été prononcés de part et d'autre, quel est celui de nous qui s'est le plus écarté des habitudes scientifiques. Quoi qu'il en soit, les vivacités de la lutte n'ont pas compromis les intérêts de la science. Elles ne m'ont pas empêché de faire tous mes efforts pour maintenir la discussion dans sa véritable direction, dont on voulait sans cesse la détourner. Aujourd'hui qu'elle touche à son terme, je me félicite plus que jamais de l'avoir soulevée, et j'ai la conviction qu'il y a eu quelque courage de ma part à venir soutenir des idées si contraires à celles qui étaient généralement admises et que je savais bien devoir soulever une vive opposition. J'ai atteint le but que je m'étais proposé : d'une opinion universellement repoussée, j'ai fait une opinion acceptée par presque tous les médecins, et je me trouve suffisamment dédommagé de mes peines et des quelques ennuis qui m'ont été suscités. Je suis prêt à descendre de cette tribune comme j'y étais monté le jour où je vous soumis mon projet de rapport, n'ayant au cœur ni passion, ni colère, ayant appris seulement à mieux connaître certains hommes, et bien résolu, dans les questions scientifiques, à ne jamais me laisser arrêter par des questions personnelles.

Maintenant l'Académie est libre de prendre tel parti qu'elle jugera convenable. Les débats qui viennent d'avoir lieu ont fait connaître au monde médical une question que quelques personnes voulaient tenir dans l'ombre et lui ont donné toute la publicité désirable. Sur sept collègues qui ont pris la parole, quatre ont abondé dans mon sens, ce sont MM. Blot, Trousseau, Devergie et Bouvier. Deux seulement se sont inscrits contre la réalité de la syphilis vaccinale, MM. Gibert et Briquet. Quant à M. Ricord, il n'a pas voulu arborer son drapeau, et ses nombreuses réticences ne me permettent pas de le classer. Il a bien laissé voir qu'il était profondément ébranlé; plus d'une fois il a été sur le point de passer dans mon camp, mais il n'a pas été plus loin, et si dans quelques années l'Académie est appelée à s'occuper du même sujet, il lui sera loisible d'intervenir comme un homme qui n'a rien abandonné de ses anciennes doctrines.

Qu'il me soit permis de faire remarquer, en finissant, que l'attitude qu'on voudrait faire prendre à l'Académie n'est pas digne d'elle. Non, il n'est pas possible qu'elle cache au ministre, qui a remis entre ses mains les destinées de la vaccine, ce qu'elle regarde comme une vérité démontrée; elle lui doit compte de tout ce qui intéresse ce grand service public, car c'est en grande partie pour cela qu'elle a été instituée. C'est lui faire injure que de lui conseiller de se taire si elle est convaincue; d'un autre côté, il est impossible qu'elle ait deux langages : un pour le public médical, et un autre pour l'autorité qui la consulte chaque année.

Quoi qu'il advienne, le directeur de la vaccine a la conscience d'avoir rempli son devoir; il n'a pas voulu que l'Académie fût devancée sur un sujet aussi grave. En donnant l'éveil, il a espéré prévenir de nouveaux malheurs et, dans tous les cas, mettre sa responsabilité personnelle à couvert.

TABLE DES MATIÈRES

Paris. — Imprimerie de E. Martinet, rue Mignon, 2.

www.ingramcontent.com/pod-product-compliance
Ingram Content Group UK Ltd.
Pitfield, Milton Keynes, MK11 3LW, UK
UKHW022329070726
13614UKWH00003B/1010